チーム医療論

鷹野和美 編著

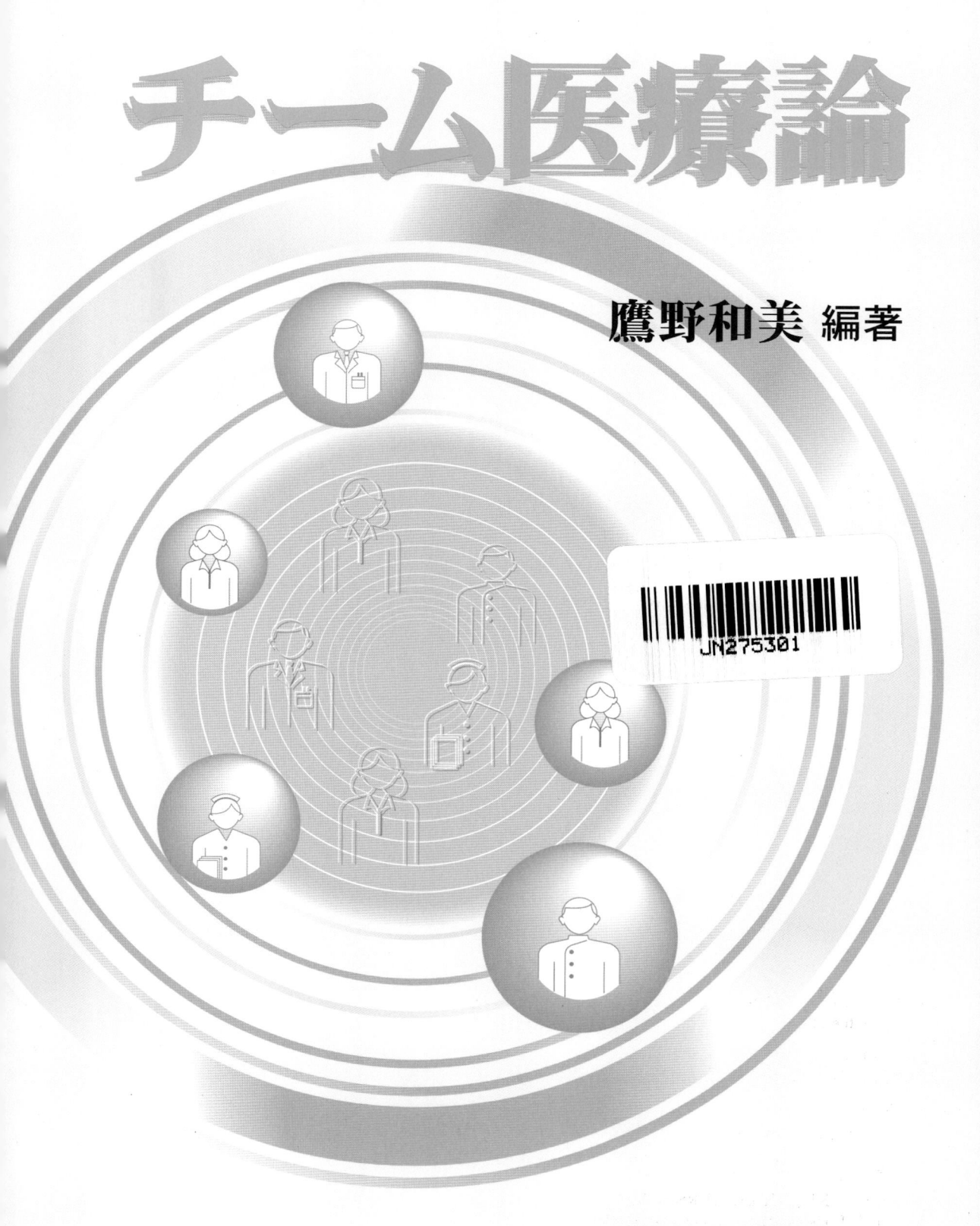

医歯薬出版株式会社

＜執筆者一覧＞

● 編集
　鷹野　和美（地域包括ケア研究所評議員）

● 執筆
　石倉　隆（大阪保健医療大学副学長）
　岡本　珠代（元・県立広島大学教授）
　小野　光美（大分大学医学部看護学科准教授）
　鎌田　實（諏訪中央病院名誉院長）
　鷹野　和美　編集に同じ
　高山　智子（国立がん研究センターがん対策研究所がん情報提供部・部長）
　土肥　信之（元・兵庫医療大学リハビリテーション学部教授）
　細田満和子（星槎大学大学院教育学研究科教授）
　三重野英子（大分大学医学部看護学科教授）
　吉川ひろみ（県立広島大学保健福祉学部作業療法学コース教授）
　吉澤　徹（諏訪中央病院院長）
　吉畑　博代（上智大学大学院言語聴覚研究コース教授）

（五十音順）

This book is originally published in Japanese
under the title of :

TÎMU-IRYOURON
(The New Theory of Interdisciplinary Team Care)

Editor :
TAKANO, Kazumi　Ph. D.

© 2002　1st ed.

ISHIYAKU PUBLISHERS, INC.
　7-10, Honkomagome 1 chome, Bunkyo-ku,
　Tokyo 113-8612, Japan

はじめに

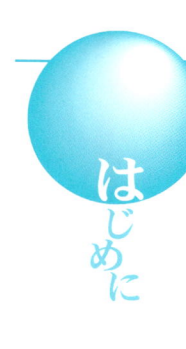

　わが国の医療現場において，チーム医療の必要性が認識されて久しい．
　日進月歩する医療技術の多様化，先鋭化に伴い，医療従事者の専門は多岐に分化し，多くの医療職種を誕生させてきた．1つの医療機関において，複数の医療職が共働することは常態化しているが，近年の各医療職の専門性の高度化・複雑化，教育機関の高等化（4年制大学化）などを背景として，部門間の垣根を越え，連携することを相互に認め合う，真の意味での協働が，良質な医療サービスを提供するうえで不可欠の要素であることを，医療職は認識している．

　また，昨今の医療機関の情報公開により医療過誤の状況が（部分的にではあるが）一般の知るところとなり，その解決策の1つとしても，「チーム医療の充実」が不可欠であるという議論が盛んに行われている．また，患者の権利意識の高まり，セカンドオピニオンの希求，診療内容の説明の要求などにより，伝統的な医療者−患者関係を見直す機運が高まり，こうした患者側の要求に応えるためにも，医療サービスの提供形態に変化が求められ，この面からも医療チームによる対応の必要性と可能性について検討が行われている．

　このように，一種の流行モノとして「チーム医療」という文言だけが一人歩きをしているのではなく，少し大げさに言えばチーム医療に医療の再生を懸けているという医療現場の状況が見てとれる．この傾向は逆に言えば，医療機関において有効なチーム医療が行われてこなかったことの反証でもあるが，チーム医療について真摯に再検討を行おうという機運の醸成は歓迎すべきものである．

　1人の患者に対して，医師のオーダー（指令）の下，多職種が連続的に自らの職能をもって，与えられた任務を遂行することがチーム医療なのであろうか？　そうであれば医療機関の内外から，これほどチーム医療の必要性が議論される事態には至っていないであろう．つまり，一般的にこれまでチーム医療であると思われて行われてきた，「あらかじめ制度化されたヒエラルキーの下で展開される流れ作業」そのものや，上位下達のシステム，パターナリズムによる医師のリーダーシップの独占などが，実は真のチーム医療とは遠いものであると，多くの人々が気づいたのであろう．

　真のチーム医療とは何か？その今日的命題に応えるべく，気鋭の医師，学者らが本書の執筆に参加した．医療社会学的なチーム医療論の展開，医療者−患者関係の転換から見たチーム医療のあり方，チーム医療の倫理，チーム医療の実際など，現在とこれからの医療現場に不可欠の，わが国初の系統だった「チーム医療論」が完成した．

　医学・医療を学ぶ学生のテキストとして，医療現場で悩むメディカルスタッフの参考書として，本書を多くの人々に活用していただきたい．

2002年10月　編者

はじめに………iii

I チーム医療とは何か？　（細田満和子）　1

1. 「チーム医療」への関心 ……1
2. チーム医療の起源 ……2
   1) 「病院」の誕生 ………2
   2) 医療関係職種の誕生 ………3
3. 医療従事者の捉えるチーム医療 ……4
   1) チーム医療の4つの要素 ………4
   2) 4つの要素の関係性 ………5
     (1) 緊張関係　5
     (2) 相補的関係　6
   3) チーム医療の現実 ………7
4. チーム医療の論理 ……7
5. チーム医療のために ……8

II チーム医療における患者医療者関係　（高山智子）　11

1. チーム医療における患者の参加 ……11
2. さまざまなレベルのチーム ……11
3. チームの中での医療者，患者，家族の役割 ……14
   1) 医療者の役割 ………14
   2) 患者の役割 ………16
   3) 家族の役割 ………16
4. 患者中心の協働的なチームを最大限に生かすために ……18
   1) 患者の阻害要因と改善に向けてのアプローチ ………18
   2) 医療者の阻害要因と改善に向けてのアプローチ ………18
   3) 家族の阻害要因と改善に向けてのアプローチ ………20
   4) チーム全体の阻害要因と改善に向けてのアプローチ ………20

III チーム医療の倫理　（岡本珠代）　25

1. 満足な医療のための「チーム医療」とは ……25
2. チーム医療の倫理性 ……26
   1) 尊厳を尊重できるチームの体制 ………26
   2) 過誤や事故を予防できるチーム体制 ………27

3）チームの倫理的効用 ………28
3. 倫理的効用を高める民主的なチーム体制 …………………………………30
　　　1）チーム構成員のあり方 ………30
　　　2）チーム成員間のコミュニケーション ………31
4. チームとインフォームド・コンセント …………………………………31
　　　1）インフォームド・コンセントの歴史的概観 ………31
　　　2）インフォームド・コンセントの2つの実現モデル ………32
5. 専門職としての意識向上と医療倫理原理 …………………………………34

Ⅳ チーム医療の実際

1. リハビリテーション医療を例に
（土肥信之，三重野英子，小野光美，石倉　隆，吉川ひろみ，吉畑博代，鷹野和美）37

1. 職種間の相互理解の基本 …………………………………37
2. 主な専門職の資格制度と教育，チームでの役割 …………………………………37
　　　●医師/37　●看護師/39　●理学療法士（PT）・作業療法士（OT）/40
　　　●言語聴覚士（ST）/41
3. 専門職の協働―事例検討からの役割考察 …………………………………42
　　　●医師の役割/43　●看護師の役割/43　●理学療法士の役割/46
　　　●作業療法士の役割/48　●言語聴覚士の役割/49
4. チームの成員たる職種 …………………………………51
　　　●管理栄養士・栄養士/51　●薬剤師/52　●歯科医師／歯科衛生士/53
　　　●診療放射線技師/54　●臨床検査技師/55
　　　●その他福祉スタッフ（MSW・PSW，社会福祉士，介護福祉士）/55

2. 地域医療におけるチーム医療　（吉澤　徹）58

1. 地域医療におけるチーム医療の必要性 …………………………………58
　　　1）患者中心のチーム医療 ………58
　　　2）高齢者在宅療養環境の変貌 ………58
2. 地域医療の現場におけるチームアプローチの実際 …………………………………59
3. 情報を共有することの大切さ …………………………………63
　　　1）1患者1カルテ方式 ………64
　　　2）POS（問題志向型システム），POMR（問題志向型診療記録）………66
4. 地域医療で望まれるチームアプローチのあり方 …………………………………68

5. デンマークの高齢者在宅療養におけるチームアプローチ ……………69
   1) デンマークにおける高齢者医療の転換 ………69
   2) デンマーク・ハメル市の在宅ケアチームの実際 ………70

V　チーム医療に未来はあるか？
─チーム医療の可能性を探る─　　（鎌田　實）　　73

1. 諏訪中央病院でのチーム医療の歴史 …………………………………73
   1) "病院の再生" ………73
   2) 医療と地域とのつながり ………74
   3) チームの地域での成長 ………75
2. 病院の内部体制の工夫 ………………………………………………76
   1) 医局を1つに，看護から副院長を出す ………76
   2) 患者さんの選択・決定を大切にする ………78
   3) ボランティアも大切なチームの一員 ………78
   4) カルテと情報の共有 ………79
3. チーム医療の可能性 …………………………………………………80
   1) 海外医療支援から学んだチーム医療 ………80
   2) チームの民主化と患者－医療者関係 ………82
   3) チーム医療が医療過誤をなくす ………84
   4) セカンドオピニオン ………84
   5) インフォームド・コンセント ………85
4. これからのチーム医療 ………………………………………………86
   1) 地域生活を視野に入れたクリニカルパス ………86
   2) 患者－医療者の関係 ………88
   3) スタッフ間の関係 ………89
   4) チーム医療の方向 ………90

VI　チーム医療の教育
─患者中心のチーム医療をめざして─　　（鷹野和美）　　93

1. チーム医療の教育を考える ……………………………………………93
2. 「チーム医療」の教育方法 ……………………………………………95
   1) 集団の捉え方 ………95
   2) チームであることの意義 ………97

3）チーム医療の類型化 ………98
　　4）ディレンマとカンファレンス ………100
　　5）情報の共有（I患者Iカルテ）………102
　　6）患者中心のチーム医療への視座 ………103
　　7）各種医療職の紹介 ………104
　　8）早期教育の必要性 ………105
3. チーム医療論の展開への期待……………………………………………105

Column

- ●チームアプローチによる奏功例① ……………………………………………36
- ●チームアプローチによる奏功例② ……………………………………………92

おわりに………107

索引………109

The New Theory of Interdisciplinary Team Care

I チーム医療とは何か？

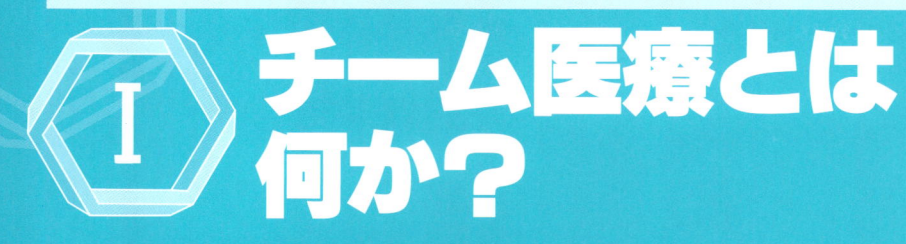

（細田満和子）

1 「チーム医療」への関心

　今日，医療界では「チーム医療」に対して非常に高い関心が寄せられている．「医学中央雑誌」という医療系論文のデータベースで「チーム」をキーワードとしてチーム医療に関する論文を検索してみると，1987年には34件だったが，その10年後の1997年には280件，1999年には450件と急激に増加している．さらに2002年には1,572件，2007年には4,378件にも上り，その後も増え続けている．

　看護師[*1]の間では比較的古くからチーム医療という言葉が使われてきており，すでに1970年代に「総合医療をめざすチームの成員相互の民主的な共働関係」という意味で使用されている例がある[1]．また同時期，リハビリテーション医療や地域医療の分野の医師によってチーム医療という言葉が使われている例も医療雑誌で散見される[2]．

　こうして長年，チーム医療という言葉は使われてきたわけだが，近年の急激な関心の高まりは注目に値する．たとえば，2000年に出された日本医師会の倫理綱領の注釈[3]においても，チーム医療について触れられている．

　筆者はこれまでに，医療における人々の関係性を把握するために，病院や患者会で参与観察をしたり，医療に関わりを持つ人々（患者，患者家族，医療従事者など）にヒアリングをしたりといったフィールドワーク[*2]を行ってきた．その過程で医療従事者から，「チーム医療」という言葉が発せられるのをしばしば耳にした．彼らはチーム医療と言うとき，一様にその重要性を訴えていた．ところが同時に，チーム医療を実際に行うことは難しいと嘆いていた．重要という共通了解がありながら，実現困難なチーム医療とはいったいどういうものなのだろうか[4〜6]．ここでは，チーム医療とは何かを知るために，まずチーム医療という発想が生じてきた歴史的過程を概観し，次に現場の医療従事者の声からチーム医療の要素を分類し，その要素の関係性を整理するとともにチーム医療の困難性を探る．そして，チーム医療の論理を「さまざまな知識と情報のコミュニケーション」をキーワードに考え，最後にチ

チーム医療は重要，でも難しい？

ーム医療を実現するための若干の提言を述べる．

② チーム医療の起源

1）「病院」の誕生

　チーム医療という言葉には，複数の医療従事者が医療に関わるということが含意されているが，この発想はどのように生じてきたのだろうか．ここでは，戦後の「病院」とさまざまな医療関係職種の誕生をその背景と考え，歴史を概観してみる[7～10]．

　まず，「病院」の誕生である．医療が，複数の医療従事者によって成り立つという考え方が生じてきたのは，第二次世界大戦の後になってからのことである．明治時代以降の日本においては，「自由開業医制度」という医療体制の下，医師のみに医療提供者としての権利と義務が負わされていた．しかし戦後の病院を中心とした医療体制では，医師だけでなく，ケアをする看護婦，検査に関わる診療放射線技師や臨床検査技師，リハビリテーションに関わる理学療法士や作業療法士，食事を提供する栄養士など複数の医療者が担うべきという考え方に変わってきた．

　戦前の多くの病院や診療所は，「開業医の家」の延長上という位置づけであり，診療が医療の中心であり，入院患者の看護や身の回りの世話全般は医療の対象にはなっていなかった．患者の世話は，家族や付き添い婦などに任されており，彼らが病室にコンロや鍋釜を持ち込み食事を用意したり，寝具を持ち込んだり，洗濯をしたりしていた．ところが戦後，診療の他にも，看護や給食，物品の補給なども医療として提供される必要性が認められるようになった．

　この変化の大きな要因は，1948年に施行された新しい医療法に代表される，戦後の占領軍PHW〔Public Health and Welfare Section〕による医療改革である[11]．新しい医療法の発想は，診療，看護，検査，事務などの各専門分野を担う医療従事者が，協調してまとまっていくことで良き医療の提供が可能になるというものであった．

　PHW関係者は，当時の日本の医療供給体制を劣悪なものと評価し，病院の近代化の必要性を強調し，医療改革を強力に推進し，新しい医療法の制定を急がせた．新しい医療法で，病院には，診療内容を考慮した設備上の具体的な基準を満たしていること，科学的で適正な医療を行う場所になっていることが要求された．これに伴って病院の業務は，患者の療養上の世話全般，検査や訓練，さらには病院管理にまで広がり多様化した．そしてその結果，多様化した業務を専従的に行う者の存在が必要になったのである．

占領軍PHWによる医療改革

新しい医療法が制定された当時の医療関係者が書いた文章には，近代的な病院とは，優れた医師がいさえすれば良いのではなく，看護や検査や事務などの各部門の人々が一定の水準を保ち「調和協力」することができるところ[12]と書かれている．病院という医療提供の形が，チーム医療を必要としていたことがうかがえよう．

2）医療関係職種の誕生

新しい医療関係職種の誕生

次に，さまざまな医療関係職種の誕生を見てみる．第二次世界大戦以前には，身分法のある職種は医師と歯科医師と看護婦と薬剤師だけであったが，戦後多くの職種が法的に承認された職種，すなわち国家資格として誕生した．戦後，医師や看護婦や薬剤師の身分に関する法律も改めて制定されたが，1951年に診療エックス線技師（のちに診療放射線技師），1958年に衛生検査技師（のちに臨床検査技師と衛生検査技師），1965年に理学療法士と作業療法士，1987年に社会福祉士と介護福祉士と臨床工学技士と義肢装具士，1991年に救急救命士，1997年に言語聴覚士，1997年に精神保健福祉士と，次々に新しい資格が誕生した[13]．

ただ，多くの職種の場合，身分法ができる以前，すなわち国家資格として認められる以前から，その業務を行う者は存在していた．たとえば作業療法士であるが，国家資格になる10年前の1955年に，「精神病者」（当時ママ）に対して「作業員」や「作業手」と呼ばれる人々が，作業療法を行っていたという記録がある[14]．また社会福祉士についても，国家資格となる30年以上も前から，「ソーシャル・ワーカー」や，あるいはmedical social workerを略して「MSW」と呼称されて，キリスト教系の私立病院や国立の大学病院などで業務を行っていたという[15]．

医療の高度化と合理化

多数の医療関係職種が誕生した背景には，医療の高度化と合理化が関与している．医療の高度化は，医学や医療技術の進展に伴う専門性の深化という側面であり，1960年代以降の医療技術〔medical electronics あるいは medical engineering：ME〕の急速な進展[16]や，1970年代以降のリハビリテーション医学の整備が特徴的である[17]．医療技術に関しては，CTやMRIや人工透析装置といった医療機器が次々と開発され普及していったため，その操作や保守点検や管理のために，臨床検査技師や臨床工学士が欠かせない存在になってきた．また，リハビリテーションに関しては，「第四の医学」として理論と方法が確立してきたので，患者に合わせたリハビリテーションを実践するために理学療法士や作業療法士や言語聴覚士といった職種が重要な役割を担うようになった[18]．

医療の合理化は，効率性の側面からの要請でもある．医師の雇用はもっともコストが高いので，同じ業務を行うなら，医師よりも低賃金で雇える職種の方が効率がよいと考えられた．たとえばX線撮影は診療放射線技師，検査業務は臨床検査技師と，より低賃金の職種に当該の業務が委譲されていったという[19]．看護婦も，医師の業務の一部を行う者としての位置づけを与えられることもあったが，さらに低賃金の看護助手が看護業務の一部を委譲されることもあった．

多くの職種が医療に携わるようになれば，職種ごとの仕事の分担も必要になる．1人の患者に対して複数の職種の者が関わるようになれば，職種同士の連携も不可欠になる．「病院」の誕生と共にこうしたさまざまな職種の誕生が，チーム医療という発想を促してきたことがうかがえる．

3 医療従事者の捉えるチーム医療

1）チーム医療の4つの要素

医療に従事する当事者はチーム医療をどのようなものと考えているだろうか．筆者は，チーム医療に関する医療従事者の声を聞いたり，チーム医療について書かれた論文や文章を読んだりする過程で，チーム医療には非常に多岐に渡る意味が付与されていることがわかった．そこで，チーム医療に込められたさまざまな意味を理解するために，「医学中央雑誌」で検索したチーム医療をテーマにした論文の中から106の論文を収集し，医療従事者にとってのチーム医療への認識を志向性の観点から分類して整理してみた[*3]．志向性とは，医療従事者がチーム医療という言葉によって目指そうとしたものである．その結果チーム医療を，「専門性志向」「患者志向」「職種構成志向」「協働志向」という4つの要素に分類することができた．

> 4つの志向性

①専門性志向：それぞれの職種の持つ専門性が重要な意味を持つことを表そうとすること．この意味でチーム医療とは，医療や看護が高度化し専門分化するなかで，医療従事者が高度で専門的な知識と技術を持ち，自らの専門分野で専門性を発揮してゆくこと．

②患者志向：医療従事者ではなく患者が中心になることを表そうとすること．この意味でチーム医療とは，医療従事者の都合よりも患者の問題解決を最優先に考えることであり，また医療上の意思決定では患者の意見が尊重されること．

③職種構成志向：チームのメンバーとして複数の職種が存在していることを表そうとすること．この意味でチーム医療とは，チームのメンバーとして

必要な職種が病院に公式に雇用されていること．

④協働志向：単に複数の職種が専門的な仕事を分担するだけではなく，互いに協力してゆくという意味を表そうとすること．この意味でチーム医療とは，複数の職種が対等な立場で互いに尊敬し合い，協力して業務を行うこと．

2）4つの要素の関係性

これら医療従事者によって認識されているチーム医療の4つの要素を見てみると，互いに相反する緊張関係にあり，かつ互いに成り立つ相補的関係にあることがわかる．

（1）緊張関係

●「専門性志向」対「患者志向」

「専門性志向」は，医療従事者が医学や看護学などを修得し，その知識や技術を活かすために専門性にあった業務分担を求めることであるが，そこには自分の専門的技術を活かしたい，あるいは専門的な仕事だけをやりたいという要求も滑り込みやすい．こうした専門家としての態度だけが強調されれば，専門家による医療内容が本当に患者の利益になっているかどうかを吟味する視点は抜け落ちやすくなり，「患者志向」とは相容れなくなる．たとえば「患者志向」でなく「専門性志向」だけが強調されるとき，患者の病気は治ったが結局は寝たきりになった（ADL，QOLが低下した）などという皮肉な事態が生じかねない．

逆に「患者志向」だけが追求されると，専門性が追求されにくくなることもある．「患者志向」は，患者の気持ちを汲み取ったり患者の主張を優先した医療を目指したりすることだが，それがただ患者の要求〔demands〕を代弁するだけのものにとどまるのであれば，患者の医療上の必要〔needs〕への配慮不足にも繋がる．また医療従事者としての専門性のあり方を見失うことにもなる．「患者志向」があっても，「専門性志向」が欠けていたら，一見医療者と患者との関係性は良好に見えるかもしれないが，病気の治療という面で問題が残ることになる．

●「職種構成志向」対「協働志向」

「職種構成志向」は，チームのメンバーとして他者から承認されることを求めているもので，たとえば病院におけるポストの獲得がこれにあたる．しかし，たとえ病院で正式に雇用されていたとしても，「協働志向」にならないこともある．今日「われもチームの一員たり」という宣言が薬剤師や社会福祉士，理学療法士や作業療法士，言語聴覚士，栄養士などから出され，病棟薬剤師，社会事業部，リハビリテーション科，栄養科のような部署が病院に

設置されてきている．それにもかかわらず，協力して業務を行う体制にまで至っていなかったり，他の医療従事者からチームのメンバーとして認められていなかったり，極端な場合はその存在さえ知られていないこともある．これは，「協働志向」とはほど遠いものである．

一方で，協力して業務を行うことを求める「協働志向」があったとしても，当事者が正式なチーム・メンバーとして保証されていないと感じる場合もある．他職種の人々と協力して業務を遂行している場合でも，それは病院から雇用されている自分の職種の範囲を越えたものであり，ボランティアで行っていると考える医療従事者も少なくない．これは「職種構成志向」とは相反する．協働していても職種構成として問題がある場合，当事者は正当な評価がなされていないと不満に思う．

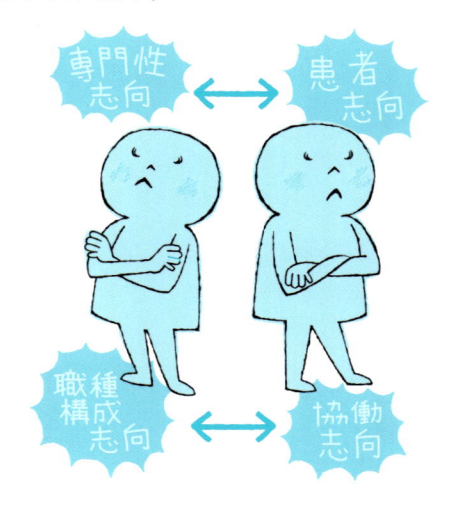

（2）相補的関係

● 「専門性志向」と「患者志向」

「患者志向」は，患者の必要〔needs〕を把握して，患者にとって望ましい医療を目指すものだが，そのためには自己の専門性だけ主張するのではなく，他職種の専門性も考慮できるという専門性の陶冶が必要不可欠になる．「専門性志向」が，他の職種の専門性を鑑み患者のためを第一に考えることができるものなら，「患者志向」と「専門性志向」は，相互排他的なものではなく相補的な関係として捉えかえすことができる．

● 「職種構成志向」と「協働志向」

「職種構成志向」は，職種として病院組織上で公式のポストが確保されることや，チームのメンバーとして承認されることを目指すものだが，それは複数の職種による協働行為を支える基盤にもなる．また協働が安定的に可能になるためには，当事者がそれを善意のボランティアで行っていると考える状態に放置していては不十分であり，病院組織や既存の医療従事者集団の中に

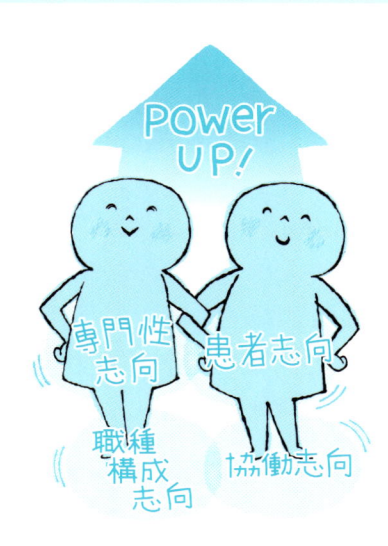

位置づけられることが必要である．

3）チーム医療の現実

> チーム医療の中でのディレンマ

　ここまで，医療従事者の視点から「専門性志向」と「患者志向」，「職種構成志向」と「協働志向」という要素同士が，一方で緊張関係にあって両立し難いこと，他方で相補的な関係にあって同時相即的に成り立つものであることを示した．緊張関係にありつつ，相補的関係にあるということは，いずれかが欠如したり達成度が低かったりすることが現実に存在することを意味する．それが現場でチーム医療が困難な理由の一端になっていると考えられる．先に見たように，専門性が高い医療を行ったとしても患者のためにはならない，あるいは病院で正式なポストを与えられていても協働できていない，と当事者たちが受けとめることがある．これらは現場の医療従事者たちのディレンマ〔dilemma〕を生む．

　4つの要素が併存しうることも可能性としてはある．それは全ての要素が最大値をとる彼方にあるチーム医療の理想型であろう．その地点にすでに到達しているケースもあろうが，多くの場合，そこに向かうまでの空間に現場の医療従事者たちの位置する現実のチーム医療という地点がある．そして彼らはその現実の地点から各人各様のチーム医療についての認識を紡ぎだし実践しており，それが今日のチーム医療の多様性を形作っているのである．

④ チーム医療の論理

　さて，ここではチーム医療の論理について考えてみよう．ニュージーラン

ドの医療社会学者アン・オピー Anne Opie は，医療における効果的なチームワーク〔team work〕が可能になるためには，異なる原理に立脚する「知識」を持つ者同士の「討議〔discourse〕」が必要だという[20]．異なる原理に立脚する者同士（ここには医療従事者だけでなく患者も含められる）が討議することによって，それぞれの見方の差異が発見され，それを埋めていこうとすることが最適な医療を提供する基盤になるという．

「知識」と「情報」に基づくチームワーク

オピーは効果的なチームワークを「知識に基づいた仕事〔knowledge-based work〕」と定義した．この考え方は，チーム医療の論理をある程度的確につかんでいると思われる．ただ，筆者はチーム医療を「知識」と共に「情報」に基づいた実践と考えたい．オピーは知識を「合理的判断や経験的結果を提示している，事実や考えについての組織化された言明で，体系化された形式をとるコミュニケーション媒体を通して他者に伝達されるもの」と定義している．しかしこれでは，組織化される前の言明や，体系化された形式をとらない媒体によるコミュニケーションは排除されてしまう．そこで筆者はこの知識に加えて，現場においてその場その時に生まれる情報という概念を付け足したい．

産業組織論の今井賢一と情報学の金子郁容は，「上層の情報」と「場面情報」という概念を創出し，後者の重要性を指摘している[21]．上層の情報というのは，企業の上層部が経営や製造の方針を立てる時に依拠するもので，現場の労働者には知らされない情報である．一方，場面情報というのは，現場で働いている者があらゆる工夫でつかみ取るその場その時で生まれる情報である．筆者は場面情報という意味で情報という言葉を使用する．

チーム医療とは

医療の現場では，医療従事者，患者，患者家族それぞれが，公式の普遍性を備えた知識と，自分が生きているなかでその場その時によって得てきた情報とを持って存在している．医療従事者の間でも，医師，看護師，薬剤師，理学療法士，作業療法士など，職種によってそれぞれ異なる知識と情報を有している．知識に関しては同じ職種同士では比較的統一化されているが，情報に関しては多様性の幅は広い．チーム医療とは，異なる知識と情報を持つ者同士が，その知識と情報に基づいて自由にコミュニケートし合う中で最適な医療を見つけていく営為と考えられる．

⑤ チーム医療のために

今日，患者が自分の言葉で自分の病いについて語り始めている．闘病記の出版が相次ぎ，テレビでも闘病記録や患者へのインタビューが数多く放映されている．インターネットでは同じ病いをもつ者同士が語り合い，その成果

を社会に向けて発信している．患者会やセルフヘルプ・グループ，ピア・カウンセリングもますます盛んになってきている．医療の情報公開を求める趨勢もある．こうした動きは，自分の病いについては，医療従事者よりも自分の方がよく知っているし，知るべきだという患者の側の認識の表れと解釈できる．

医療従事者の間には，それぞれの職種にしか意味が理解できないような隠語（ジャーゴン）が存在し，記録物も，たとえば医師の書くカルテと看護師の書く看護記録では異なるカテゴリーの用語が使用されたり，別々にファイルされることが多いという．しかし，一部の病院では記録物を統一化したり，電子カルテを導入したり，SOAP：subjective objective assessment plan 形式や複写式の連絡票といったツールを用い，医療従事者同士，職種が違っても言葉や情報を共有できるシステムが作られている．また，患者に関わるすべての職種が集まって合同カンファレンスを行っているところもある．こうした動きは，複数の職種がそれぞれの専門性を発揮して治療にあたっているという意識を医療従事者全員が持とうとしていることの表れと解釈できる．

先に見たように，戦後の医療体制として目指されていた形はチーム医療であった．そして医療従事者たちも，このチーム医療に高い関心を示し実践してきている．たとえそれが現在，困難なものと認識されているとしても，上述のような今日の患者や医療従事者の動向を鑑みれば，今後も医療の方向性がチーム医療に向かっていることは確実である．その方向の延長上では，患者も医療従事者1人ひとりも，医療に関わる人はすべて，知識と情報を持ち，互いにコミュニケートしてゆくだろう．

ただし，そこに至る前に今，医療従事者は病いの現場にもっとも近いところにいる人々—患者，家族，現場で医療を行っている人々—の声を，十分聞けているかどうか自問する必要がある．

「現場から意味ある情報を引き出すためには，何らかの意味で自分の存在をかけてものを見なければならない．言われた通りの目で既成の理論にこりかたまって現場を見れば，動いている情報はとらえられない．見る目が閉じているからである」[22]

現場からの知識や情報をつかむには，自分の依拠している原理からいったん離れて，現場を見る目を開き，現場の語りに耳を澄ますことが必要である．またそれに加えて，現場の人々が知識や情報を自由に表明できる場を確保することも欠かせない．これらが用意されることで，異なる原理に基づく知識や情報を持つ複数の人々のコミュニケーションが可能になり，患者にとっての「より望ましい医療」に近づくことができるだろう．

*注 *1 2002年3月以降，看護婦・看護士は，看護師という名称で統一されるようになった．本章では原則的に看護師という名称を使用する．ただし引用や歴史的記述の際には，看護婦と表記することもある．

*2 フィールドワークとは，調べようとする出来事が起きている現場に身を置いて調査を行う作業のことである．参与観察もヒアリングもフィールドワークの手法で，参与観察は調査対象者のいる現場に入って観察し，出来事の起きている雰囲気をつかむことで，ヒアリングは調査対象者に直接話を聞くことである．フィールドワークという調査の詳細は文献23）を参照されたい．

*3 1987年から1999年までに発行された医療系雑誌論文の中で，「チーム医療」を主題とした論文は1,800件余りにのぼるが，これらの論文の中から論文執筆者の職種がなるべく幅広いものになるよう操作を加え，106の論文を参考資料に選んだ．106の論文の掲載雑誌は，『医療』『看護管理』『看護教育』『看護実践の科学』『看護展望』『ナースデータ』『医学教育』『看護』『Japanese Journal of Interventional Cardiology』『作業療法』『日本放射線技師会雑誌』『日本臨床栄養学会雑誌』『日本透析医学会雑誌』『新薬と治療』『薬局』『Medical Pharmacy』『作業療法ジャーナル』である．論文執筆者は，医師，歯科医師，看護師，薬剤師，理学療法士，作業療法士，言語聴覚士，栄養士など多岐に渡る．第3項「医療従事者の捉えるチーム医療」の論述は，これらの雑誌論文やフィールドワークで得られたデータをもとに書かれている．
文書資料を質的データと見なし，一次資料として分析するこのような方法は，B. グレイザーとA. シュトラウスの調査方法論　文献24）に従った．

文献 1) 中西睦子：チーム医療における医師－看護婦関係．看護，**29**（**5**）：6，1977．
2) 砂原茂一（若月俊一との対談）：チーム医療と医療チーム（上）．病院，**38**（**3**）：200，1979．
3) 日本医師会会員の倫理向上に関する検討委員会：医の倫理綱領・医の倫理綱領注釈．日本医師会雑誌，**123**（**6**）：819，2000．
4) 細田満和子：医療における患者と諸従事者への視座－「チーム医療」の社会学・序説．ソシオロゴス，**24**：79-95，2000．
5) 細田満和子：「チーム医療」の理想と現実．日本看護出版協会，2003．
6) 細田満和子：「チーム医療」とは何か－医療とケアに生かす社会学からのアプローチ．日本看護出版協会，2012．
7) 布施昌一：医師の歴史．中公新書，1979．
8) 川上　武：現代日本病人史．勁草書房，1982．
9) 酒井シヅ：日本の医療史．東京書籍，1982．
10) 立川昭三：病気の社会史－文明に探る病因．NHKブックス，1971．
11) 杉山章子：占領期の医療改革．p.90，勁草書房，1995．
12) 島内武文：近代的病院組織－その發生學的考察と醫療事務の業務．病院，**2**（**1**）：16-19，1950．
13) 基本医療六法編集委員会：基本医療六法平成11年版．中央法規出版，1999．
14) 井上正吾：作業療法について－その現状と原価計算．病院，**12**（**2**）：43-47，1955．
15) 大島元子：大学病院における医療社会事業．病院，**23**（**4**）：58-62，1964．
16) 上林茂暢：医療システム化の将来－医療産業の技術論的分析．勁草書房，1975．
17) 日本リハビリテーション医学会：増補改訂版　リハビリテーション白書－リハビリテーションの現状と課題．医歯薬出版，1979．
18) 上田　敏：リハビリテーション医学の世界－科学技術としてのその本質，その展開，そしてエトス．三輪書店，1992．
19) 前掲書12），p.19．
20) Opie, Anne：Thinking Teams/Thinking Clients. Columbia University Press, p.5, 2000.
21) 今井賢一・金子郁容：ネットワーク組織論．岩波書店，1988．
22) 前掲21），p.53．
23) 佐藤郁哉：フィールド・ワーク－書を持って街へ出よう．新曜社，1992．
24) Glaser, Barney G., Strauss, Anselm L.：The Discovery of Grounded Theory. *Strategies for Qualitative Reserch*, Aldine Publishing Co.,1967/後藤　隆・大出春江・水野節夫訳，データ対話型理論の発見．新曜社，1996．

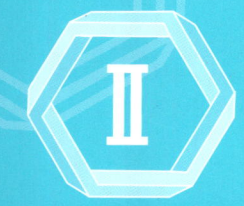

The New Theory of Interdisciplinary Team Care

II チーム医療における患者医療者関係

(高山智子)

1 チーム医療における患者の参加

　全人的なヘルスケアが求められるなかで，専門家集団がチームの概念を使って医療を提供することは，異なった能力・技術・視点を持った多職種が，効果的に患者の複雑な問題に対して適切に対応するためにも，より効率的に資源を使うためにも期待されている[1,2]．

チームの構成員

　チーム医療を考える場合，そのチームはどのようなメンバーによって構成されるのだろうか．ヘルスケアの目的は，どのような医療場面（救急医療から慢性疾患や老人病院まで）においても，どのような患者（急性疾患から慢性疾患まで）に対しても，良質のケアを患者やその家族に提供することである．したがって，患者の問題を解決し，ニーズに応えていくためには，患者中心の医療の提供が必要である．そしてそのためには，チームは患者（家族）の問題やニーズに従って構成され，患者を中心とした，協働的なチーム〔collaborative team〕が形成されることが必要となる．チーム医療を展開していくためには，患者（家族）の存在は不可欠であり，医師，看護師をはじめとする医療従事者は，患者（家族）の参加を促すための役割を担うことが期待される．

2 さまざまなレベルのチーム

チームの形態別分類

　医療の現場には，さまざまなレベルのチームが形成される．基本的な仕事の流れから分類してみると，①加法的な相互依存である場合〔Pooled/Additive Interdependence〕，②連続的相互依存である場合〔Sequential Interdependence〕，③互恵的相互依存である場合〔Reciprocal Interdependence〕，④集中的な相互依存である場合〔Intensive〕の4つに分類することができる[3]（図2-1）．

　①「加法的な相互依存」であるチームの場合には，仕事や活動はすべてのチームメンバーによって別々に行われ，仕事や活動がチームのメンバー間で

図2-1　チームによる仕事の流れの分類

仕事の流れ	モデル図	病院における例
①加法的な相互依存 　仕事や活動は，すべてのチームメンバーによって別々に行われる．チームのメンバー間で仕事や活動が流れることはない．	チームへの仕事の投入 ↓↓↓ ○　○　○ ↓↓↓ チームからの仕事の離脱	・ハウスキーピングサービス ・調剤 ・検査 ・データ処理
②連続的相互依存 　仕事や活動は，1人のメンバーから他のメンバーへの流れがある．しかし，たいていの場合は，一方的な流れである．	チームへの仕事の投入 ↓ ○→○→○ ↓ チームからの仕事の離脱	・会計 ・放射線科 ・入院登録 ・購買部 ・病歴部
③互恵的相互依存 　仕事や活動は，チームのメンバー間で相互に流れる．ある一定期間の間，メンバー間で前後に流れる．	チームへの仕事の投入 ↓ ○⇄○⇄○ ↓ チームからの仕事の離脱	・呼吸ケア管理 ・ソーシャル・サービス ・精神科 ・人事部 ・財政業務
④集中的相互依存 　仕事や活動は，チームの中で行われる．チームのメンバーは，チームに課せられた課題を成し遂げるために診断し，問題を解決し，協力して働かなくてはならない．	チームへの仕事の投入 ↓ ○─○ │╲╱│ ○─○ ↓ チームからの仕事の離脱	・理学療法 ・手術室 ・救急部門 ・集中治療室 ・広報活動

(Tesluk P. et al, 1997. 文献3)，p.201 より，筆者訳)

流れることはない．しかし，だからといってチームメンバーはそれぞれ独立しているわけではない．たとえば，あるチームメンバーの仕事の遅れは，他の人によってその損失が補われるというように，あるメンバーは，そのメンバーの担うはずであった仕事・活動を通して他のメンバーに影響を及ぼす．このような依存関係が多くみられるのは，ハウスキーピング，調剤，検査，データ処理の部門である．ここでは，最小限のチームメンバー間の調整やコミュニケーションが必要とされるのみである．

　②「連続的相互依存」であるチームの場合には，1つめの加法的な相互依存であるチームの形態を基礎とするものの，仕事や活動は，1人のメンバーから他のメンバーへの流れがある．しかし，多くの場合メンバー間の仕事の流れは，一方向性である．このような依存関係がみられるのは，会計，食堂，

配膳室，購買部，入院登録の部門である．

　③「互恵的相互依存」であるチームの場合には，仕事や活動は，チームのメンバー間で相互に流れる．この場合，チームメンバー間の役割の区別がしにくくなり，互いの依存度は高くなる．たとえば，ソーシャルサービスや精神科で働く人々のチーム形態としてみられることが多い．

　④「集中的な相互依存」であるチームの場合には，仕事や活動は，チームの中で行われる．チームのメンバーは，チームに課せられた課題を成し遂げるために診断し，問題を解決し，協力して働かなくてはならない．チームメンバー間の関係は，チームワークがよく調整されることが必要となる．しかし一方で，この場合のチームはあまりにも複雑でダイナミックであるので，十分に予測して協働することがほぼ不可能となる．病院では，手術室，救急病棟，集中治療室などで働くスタッフ間でよくみられる依存関係である．

　加法的な相互依存，連続的相互依存のチームは，職種内で形成されることが多く，職種間で形成されることが多いのは，互恵的相互依存，集中的な相互依存のチームである．しかし，どんなチームも1つの形態をとるとは限らない．ほとんどの場合，さまざまなレベルのチームが複雑にメンバー間で重複している．さらに，患者中心の協働的なチームでは，患者（家族）が中心に位置し，それを各医療専門職が取り囲む形態を成す[4]（図2-2），チーム医療の機能や問題点を明らかにするには，チームの目指す目標に好ましい仕事の流れはどのようなものなのか，チームの形態を整理したうえで，分析することは有用である．

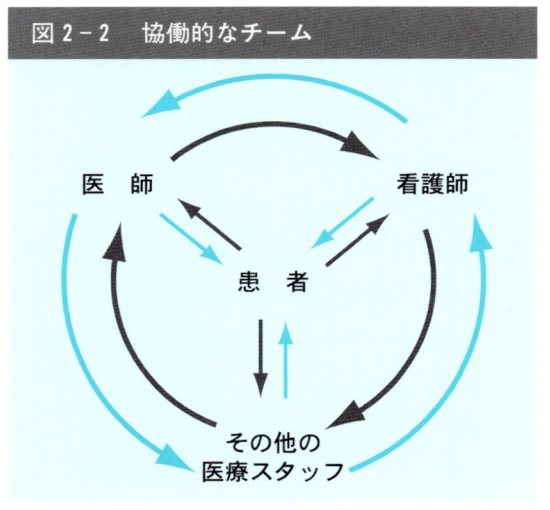

> 患者中心の協働的なチーム

図2-2　協働的なチーム

(Siegler and Whitney, 1994. 文献4), p.5より，筆者訳)

③ チームの中での医療者，患者，家族の役割

　患者は，1つの専門職でなく複数の専門分野の医療従事者からヘルスケアの提供を受ける場合がほとんどである．どのような場合にも，ヘルスケアの専門家集団から構成される「チーム」は，ほぼいつもヘルスケアの中に存在してきた．近代医療の発展は，医療施設や専門職の整備に貢献し，医療施設の中においては，ヘルスケアは医療従事者の責任のもとで，患者に提供されてきた．しかし，ヘルスケアの提供者は，必ずしも医療の専門家だけであるとは限らない．従来，患者に対するヘルスケアは，家族によって，家族の責任のもとに提供されてきたが，近代医療においても，とくに医療施設の外で，実際にケアを行うのは，ほとんどの場合，患者自身（セルフケア）あるいは家族のメンバーである．

　協働的なチームでは，患者を中心として医師，看護師などの各専門職が，専門職種内や専門職種間だけでなく，患者との間で，情報交換やヘルスケアの授受を行う（図2-2参照）．どのような医療専門職と患者との出会いも，患者中心の協働的なチームにおいて出発点になる．たとえば，医師と患者との関係は，初診時の診察が医師により行われるように，患者を中心とした協働的なチーム形成において，出発点となる場合が多い．患者と密な関係にある家族も協働的なチームメンバーとして重要な役割を担う．協働的なチームにおける医療者と患者（家族）の理想的な関係は，両者の相互参加〔mutual participation〕であり[5]，医療者と患者（家族）は，共通の目標を達成するために，それぞれの役割に従って，互いに協力していく必要がある．

　ここでは，チーム形成において中心となるメンバーである，医療者，患者，家族のヘルスケアチームの中での役割を概観していく．

1）医療者の役割

患者中心のチーム形成の出発点：情報収集

　どのような専門職にある医療者と患者との関係も，患者中心の協働的なチーム形成において，出発点となる．ヘルスケアを行うために基礎となる情報の収集は，主に医療者によって行われ，その医療者と患者の2者間のリンク，患者との相互作用〔interaction〕に始まる．情報収集は，インタビューを通して行われる言葉による情報や，患者が重傷で言葉が話せない場合にも，「患者の状態」という患者から発せられる情報を集めることによって行われる．情報収集の担い手となる医療者は，いかに効果的に患者の医学的，個人的な情報を集めるかということが重要となる．たとえば，医師の初診時の患者へのインタビューによる情報収集は，患者の治療法やケアを選択するために，

とくに重要であり[6]，インタビュアー（医療者）が質問の仕方や患者の非言語的なサインを解釈するための十分なトレーニングを受けていなければ，情報は，不完全で偏ったものとなる．あるいは，医療者の態度によっては，患者は情報提供を拒む可能性もあり，ヘルスケアを提供する側，受ける側の両者にとって潜在的に不幸な結果を招きうる[7]．

情報伝達と共有化

医療者によって集められた情報は，さらに，チーム内の他のメンバーによって共有される．したがって，医療者と患者との間の情報交換や調整（たとえば初診時の情報収集）が不十分であった場合には，その後のチーム医療の提供に致命的な影響を及ぼしかねない[8]．患者へのヘルスケアの提供が，ヘルスケアの組織の中の2者間の関係の連続であるとすると，どの2者間の関係の崩壊，情報伝達の失敗も，患者のケアの質に影響を及ぼすことになる．よりよいチーム医療の提供には，それぞれのチームメンバー間の情報伝達が，それぞれの2者間のリンクにおいて正確であることが重要である．

話しやすい環境整備

患者から収集可能な情報，あるいは，患者の話のしたさの程度は，医療者の専門性や役割の違いによって異なる．なぜなら，患者が打ち明けようと思う話の内容は，その医療者に対する役割や期待によって異なるからである．とくに入院などの療養過程にある患者にとって，接触の機会の多い医療職は看護師である．おそらく医師よりも看護師と会う機会は圧倒的に多い．接触の機会が多いことは，患者にとって，家族のことや病気に対する思いなど，心理社会的な側面や本当に心配なことなどの感情的な問題やニーズを話しやすい場の提供として第一歩となる．

Elderは観察研究で，患者が「胸の痛み」というような身体の問題を言及する前に，たびたびその他の感情的な話をすることがあること，また逆に，「本当に心配なこと」や「感情面の問題」を持ち出す前に，身体上のニーズを訴える場合があることを報告している[9]．患者は，たとえ治療やケアのために必要な情報であっても，会う機会がなければもちろんのこと，忙しそうにしている医療者を目の前にして，患者は遠慮したり，あるいは，話す必要はないと思いこんでしまうというように，医療者に対して話をすることは非常に労力を必要とする場合も多い．

そのためにも，看護師をはじめとする医療従事者は，個人のコミュニケーションスキルを改善させるだけでなく，話をしやすい場の提供という環境の整備をしていくことも大切である．

チーム内の調整役の必要性

また，チーム医療の提供においては，チーム医療の欠点を埋める医療者の存在も必要である．チーム医療は，多くの専門職によるさまざまな視点を提供し，患者の問題の理解を高め，包括的なサービスを提供できる反面，関わる医療者の責任の分散・拡散を招きやすいという危険性もはらんでいる．1

人の患者に多くの専門家が関わることは，患者にとって大切な医療者との親密な関係を築く可能性を減らすという負の側面もある[10]．チームがよく調整されず，治療の過程や医療者との関係の中で，患者に対してチームメンバーの誰も特別なサポートを提供しなければ，患者は，多くの専門家に扱われることで，ただもてあそばれているように感じるかもしれない．患者と接触の機会が多い看護師は，患者と治療の過程や他の医療者との関係をサポートし，チーム医療を支えるための重要な役割を担い得る．その結果，患者がチーム医療に対する負の感情を持たずに，チーム医療からの利益を受けることが可能となる．

2）患者の役割

積極的な診療への参加

　診断の多くは，患者が医師やその他の医療者に伝えたことをもとにして行われる．したがって，患者は，医師（医療者）と十分なコミュニケーションを行い，情報交換を行うことが必要である．患者は，自分がどんな健康問題を抱え，心配しているのか，それに対する気持ちや価値観に関するすべての情報を伝えることが必要である．さらに，すすめられる治療がどのようなものであるのか，自分が十分に理解できるまで質問をするということも，患者の役割として重要である[11]．より積極的に診療に参加した患者は，ヘルスケアに対する満足感が高まり，ヘルスケアの提供者からより多くの情報やサポートを提供されることや，診療時間そのものも長くなり，健康へのコントロール感が増し，よりよい健康状態を経験することが報告されている[12〜14]．

3）家族の役割

ヘルスケアの受け手と担い手としての家族

　急性疾患から慢性疾患の増加という疾病構造の変化や人口構造の高齢化は，長期にわたるセルフケアや家族の援助の必要性，患者本人に代わる医療場面での決定の機会の増加を招いた．また，医療技術の飛躍的進展による，遺伝的疾患の解明や遺伝子診断の問題は，患者だけでなく，家族の問題とも重なり，家族の医療やケアに携わる機会を増やしてきた．ここで考慮しておかなければならないことは，家族は医療チームの中で，ヘルスケアを受ける側だけでなく，ヘルスケアが提供される過程においても重要な役割を担うことである．また家族は，ヘルスケアの受け手の過程と提供の過程における，どちらか一方の役割だけをとるものでもなく，その時に置かれた状況や時間の経過によって役割が変化することである．

家族の患者への影響

これまで，家族の存在は，ヘルスケアの提供の中でチームの担い手としての存在を見過ごされることが多かった．患者が子どもである場合，認知機能に問題がある場合には，家族の存在は不可欠である．この場合に家族は，患者に代わって情報を提供し，治療法の決定をしていくことになる．さらに，家族は，健康問題や病気が起きるほとんどの枠組みの中で重要な役割を果たしている．これまでの研究では，家族は健康や病気に強力な影響を及ぼすことが示されてきた[15]．健康に関する信念や行動（たとえば，喫煙，食事や運動）は，家族の枠組みの中で始まり，あるいは，発展し，維持される[16]．配偶者との関係や家族との関係は，患者の精神的な健康状態だけでなく[17]，生物学的な健康状態（生死）にも大きな影響を及ぼすことが示されている[18]．さらに，家族メンバーは，患者の治療や不健康な行動の変容を促すときに，患者に対して動機づける強力な支援者となる．

患者と医療者の仲介役としての家族

また，家族の役割が患者にとってとくに重要となるのは，ヘルスケアの提供の中で，重要な医学情報が患者に伝えられる時である．たとえば，がんやその他の生命を脅かすような疾患であることを知らせる，あるいは，予後が不良であることを伝える時に，家族の存在は重要である[19]．家族は，このような高いストレスの状況下で，患者にとって有用な頼れるサポート源となり得るからである．また，伝えられる内容が非常に精神的なダメージを受けるものであると，伝えられた内容を誤解してしまう可能性が高い．たとえば，患者は，医師が「がんは治る病気である」ことを説明したとしても，がんを「死の宣告」として受けとめることがある．家族が付き添うことで，このような誤解を多少なりとも正すことが可能である．

患者を支える家族の負担

一方で，疾患をもつ患者の家族も，患者同様に苦しみ，病のもたらす状況を経験しているクライエントでもある．患者にとって高いストレスとなる重大な知らせは，家族にとっても，精神的なダメージを受けるものである．そのような中で患者の支えになるということは，家族に心身の負担を強要することになることも，医療者は心得ておく必要がある．重い疾患をもつ患者の家族に対する影響については，これまで目を向けられることは少なかったが，近年，小児がんを抱える家族の苦悩を示す研究や，小児科において，家族中心モデルを使い，積極的に親や兄弟を巻き込んで行うケアが病院や外来診療で行われるようになってきた[20]．

④ 患者中心の協働的なチームを最大限に生かすために

1）患者の阻害要因と改善に向けてのアプローチ

患者の参加の必要性

　前述したとおり，患者中心の協働的なチームの形成のためには，患者の積極的なヘルスケアチームへの参加が必要となる．しかし，疾患を患い，治療やケアを求めている患者は，患者の身体的，心理的な状態や症状の本質そのものによって，積極的な参加が妨げられていることが多い．したがって，医療者と患者との関係においては，医療者が患者の参加を促すような働きかけが必要とされる．しかし，この場合，あくまでも両者は平等でなくてはならない．つまり，医学的専門知識を持つ医療者と，患者の個人的な情報や知識においては専門家と言える患者の関係は，どちらが上に来るものでも下に来るものでもないことを認識すべきである．

患者の参加が阻害される理由

　疾患による脆弱性以外にも，患者が医師に話すことをためらう理由がある．ある患者は，自分の症状や心配を話すことは，恥ずべきことである，あるいは，馬鹿にされるのではないかと考えたり，患者自身の誤解，医療者からの不十分な説明やコミュニケーション不足によって，医学的な情報や心理社会的な情報，心配事を打ち明けないこともある[21]．また，患者が医療者に話すことをためらう理由には，医療者は興味がないだろうと思ったり，話すには忙しそうだと感じてしまうことがあげられる（前述）．これらの理由は，診療場面で，潜在的に情報交換の損失を起こしている可能性のあることを示している．効果的な患者のケアには，患者の病気や疾患に対する個人的な経験にも留意することが必要である[22]．

2）医療者の阻害要因と改善に向けてのアプローチ

医療者のインタビュースタイル

　患者－医療者間のコミュニケーションにおいて，患者の参加を妨げる主要な要因の１つは，医療者のインタビュースタイルである．医療者が患者の参加（発言）を妨げてしまう原因として，医療者が患者に提供する情報を過大評価する傾向や患者の求める情報を過小評価する傾向があること，また，多くの医療者は，効果的に自分たちのコミュニケーションスキルを使うことができないということがあげられる．BeckmanとFrankelは，医師が診療中に患者の発言を遮り，患者が続けて発言することがいかに困難であるかを報告している[23]．彼らの研究では，患者が自分の不安や心配を話す機会を与えられたのは，17診療（全体の23％）のみで，一度医師に妨げられると，ほとんどの患者は，自分の発言を最後まで終えることができず，最後まで完全に終

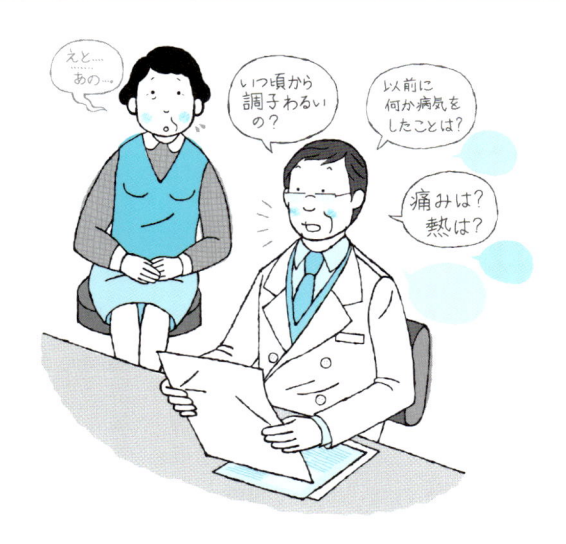

えることができたのは，52人中の1人の患者のみであった．同様の枠組みで10年後に行われた研究でも，医師の遮りの態度にほとんど改善はみられていなかった[24]．このように，医療者は，患者の発言を遮り，患者の発言の機会を減らすことで，患者からの情報収集の妨げになっている可能性の高いことを認識しておく必要がある．

これまでに行われた医師のコミュニケーションスタイルに関する一連の研究では，患者の発言を促進あるいは阻害するキーとなるインタビュースタイルを明らかにしている[25〜27]．これらはもちろん，医師だけでなくどんな医療専門職にとっても生かし得るものである．開示的な質問，心理社会的な側面に焦点をあてること，明確化を図ること，共感的な言葉かけ，内容をまとめること，根拠に基づいた推察を行うこと，これらは患者の発言を促進するためには効果的であるとしている．一方，質問をリードすること，身体面に焦点をあてた質問の多用，アドバイスや単に励まして安心させるような言葉かけは，患者の発言を阻害する．また，意見や質問を促す言葉かけや支持的な言葉かけは，患者の発言を促進し[14]，一方で，否定的な発言は患者の参加を阻害することが報告されている[28]．

医療者の非言語的な態度

また，医療者の言語的な技術に加えて（あるいは，それ以上に），非言語的な態度も，患者の情報を引き出し，患者の積極的な参加を促すうえで重要である[29]．また，言語的，非言語的な態度の両方を使うことによってより効果的なコミュニケーション，情報交換が可能となる．医療者の非言語的な態度として重要なことは，患者の心配や病気を理解するために，積極的に傾聴することである[30]．積極的な傾聴は，「複合的なレベルで聴くこと」を必要とする．これは，患者の言語的，非言語的な表現に集中することを通して，単に聞くだけでなく聴くことであり，見ることでなく気づくことであり，触るこ

とでなく感じることである．医療者は，患者の感じることを完全に理解できるわけではないが，医療者が患者がどのように感じているのかを理解しようとすることは，それ自体で治療的な関わりとなる．

3）家族の阻害要因と改善に向けてのアプローチ

家族に関する情報収集の重要性

効果的に家族と共にヘルスケアチームの一員として働くことは，専門性にかかわらず，医療者にとって重要である．家族と話す機会がもっとも多いのは，家族が患者に付き添って病院に来たときである．家族は患者の健康問題についての情報提供者となったり，患者の治療を進める時や不健康な行動の変容を促す時に，患者の動機づけの源となる．この際に，注意すべきことは，それぞれの人は，医療の問題や予後や治療について，異なる知識，信念，期待を持っていることを認識しておくことである．患者の信念や期待と家族の信念や期待が異なる場合には，家族の介入が，患者の利益につながらなくなるおそれがある．また，家族が患者と共に診療場面に加わることは，とくに悪い知らせを伝える時に，医師は，患者や家族がどのように反応し，問題に立ち向かっていくかをみることができる．家族がどの程度支援的であり，実際に支援できるかについての情報を，家族との関係を概観することで捉えることができる．これも，医療者が収集すべき大切な情報である．

4）チーム全体の阻害要因と改善に向けてのアプローチ

チームを構成していくうえでの重要な要素は，共通の目標（ゴール）を獲得するために，チームのメンバーが情報や資源を共有し，個々人が自分たちの決定や活動を調整〔coordinate〕していくことである．いずれの過程においても，メンバー間で充分なコミュニケーションをとることが要求される[31]．

チーム内の調整

チーム内での調整の必要性は，課題の不確実さ，大きさや相互依存，課題の影響によって影響を受ける[9]．不確実性が低ければ，そのチームは，ルーティン的な方法で活動すればよく，この場合には，メンバー間での特別他の調整を必要としない．しかし，不確実性が高い場合には，チーム内での調整はさらに重要となる．まれな疾患に苦しんでいる患者や明らかな医学的な理由なく状態が急速に悪化している患者の場合には，不確実性は増し，患者のためにケアしているチームメンバー間の調整や密な情報交換が必要となる．

さらに，組織が大きくなるほどチーム内，チーム間での調整の必要性が増す．専門性が細分化され，さまざま専門職が1人の患者のケアに関わるようになってきた．多くの専門職がヘルスケアを提供する場合，コミュニケーシ

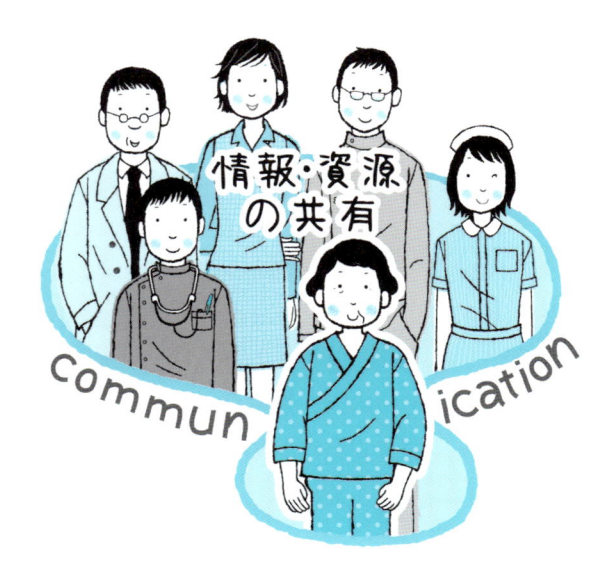

ョンのリンクは増加し，より複雑な調整と管理がメンバー間で必要となる．ヘルスケアの中で頻繁にみられ，複雑で，かつ難しいメンバー間の調整は，互恵的な相互依存にある場合である．これは，お互いの部門（専門職種）が相互に影響し合うときに起こる．たとえば，ある患者のケアに関わるすべての部門は，互恵的な相互依存である．互恵的な相互依存は，フォーマルとインフォーマルなコミュニケーションのネットワーク[*1]を必要とする．両方のネットワークを使ったコミュニケーションを取ることは，情報交換を最大にし，情報の曖昧さを減らすために有効である．さらに，この互恵性は，より良いヘルスケアの提供に重要な，正確な情報を，確実にタイムリーに交換することを助けることができる．

職種間の相互理解

　複数の職種が協働してケアに関わることによって，異なった視点からニーズを捉え，異なる知識や技術を提供することが可能となる．そして，より包括的なサービスを提供できることが期待できる．しかし一方で，ヘルスケアチーム内で目標が共有できず，協働に問題を生じる場合も実際の医療の中で数多く存在する．その多くは，目指している目標が職種によって異なっていたり，同じ目標を目指していたとしても，そのためにとるアプローチの違いを理解していなかったりする時に起こりやすい．したがって，どんな職種の医療従事者も，提供するヘルスケアの質には，あらゆる見方があり得るということを考慮しておく必要がある．医師にとっては，ケアの質は，患者の痛みの緩和や治療を成功させることであるかもしれないが，看護師にとってそれは，痛みの緩和や治療の成功に加えて，患者の生活の質を改善させることかもしれない．そして，患者やその家族にとっては，ケアの質とは医師や看

護師の考えるケアの質に加えて，ケアの提供者との良好な関係を持てることも含まれるかもしれないということである．協働の過程では，各メンバーがお互いの職種の役割を尊重して，ケアにあたることが必要である．患者は，ヘルスケアの提供者が患者に対して，傾聴や共感の姿勢をとり，親切な扱いをしてくれるというような医療者との良好な関係があるときに，概して，医療により満足している傾向がある[32]．また，患者や家族は，提供される治療の技術的な側面よりもどのような扱いを受けたのかという情緒的な側面をより評価し[33]，また医療過誤が起きた際に，法的に訴えることが少ない[34]．

協働を阻害する社会的要因

ヘルスケアチームは，利他的なゴールのために働くことが期待されるが，一方で，職種間の資格認定のされ方，教育システム，職種としての歴史の長さなどにおいて差が認められるなど，協働を阻害する要因も存在している[35]．さらに，両者の地位や発言力の違い，性別構成の違い，学問的基盤の確立のされ方の度合いの違いなどの背景のため，職種に与えられる身分の感じ方は無視することができず，チームとして協働することには，さまざまな葛藤や問題・困難が存在している．また，多くの職種は相互依存的にではなく，独立して働くように訓練されている．彼らは，グループダイナミクスにおける特別なコミュニケーショントレーニングやスキルもなく，伝統的な専門職種間のやりとりを難しいと感じている．チーム医療を有効に機能させていくために，職種間のトレーニングを通して，これまでの問題を克服していけるような教育が求められている．

注 *1 フォーマルなコミュニケーションネットワークとは，時間や場所を決めて行われるようなネットワークであり（例：ミーティングやカンファレンスなど），インフォーマルなコミュニケーションネットワークとは，時間や場所を問わずに，個人の判断で行われるコミュニケーションのネットワークである（例：立ち話，井戸端会議など）．

文献
1) Charns M: Breaking the tradition barrier: Managing integration in health care facilities. *Health Care Management Review*, **1**: 55-67, 1976.
2) Goldman H: Integrating health and mental health services: Historical obstacles and opportunities. *American Journal of Psychiatry*, **139**: 616-620, 1982.
3) Tesluk P, Mathiew JE, Zaccaro SJ, Marks M: Task and Aggregation Issues in the Analysis and Assesent of Team Performance. In: *Team Performance Assessment and Measurement, Theory, Method, and Applications*, Brannick MT, Lalas E, Prince C, eds., pp.197〜224, Lawrence Erlbaum Associates, Publishers, New Jersey, 1997.
4) Siegler EL, Whitney FW: What Is Collaboration? In: *Nurse-Physician Collaboration, Care of Adults and the Elderly*, Siegler EL, Whitney FW, eds., pp.3〜10, Springer Publishing Company, New York, 1994.
5) Szasz T, Hollender M: A contribution to the phylosophy of medicine: A basic models of the doctor-patient relationship. *Journal of the American Medical Association*, **97**: 585-588, 1956.
6) Barsky AJ, Kazis LE, Freiden RB, Goroll AH, Hatem CJ, Lawerence RS: Evaluating the interview in primary care medicine. *Social Science and Medicine*, **14 A(6)**: 653-658, 1980.

7) Ray EB, Miller KI: Communication in Health-Care Organizations. In : *Perspectives on Health Communication*, Thornton BC, Kreps GL, eds., pp.102〜116, Waveland Press, USA, 1993.
8) Helman CG: Communication in primary care: The role of patient and practitioner explanatory models. *Social Science and Medicine*, **20(9)** : 923-931, 1985.
9) Elder RG: What is the patient saying. *Nursing Forum*, **2** : 25-37, 1963.
10) Welch Cline RJ: Small Group Communication in Health Care. In : *Communication and Health*, Eleen Brerlin Ray, Lewis Donohew, eds., pp.69〜91, Lawrence Erlbaum Associates, Publishers, Hillsdale, New Jersey, 1990.
11) Keene N : *Working with your doctor. Getting the health care you deserve*. O'Reilly & Associates,Inc., 1998.
12) Kaplan SH, Greenfield S, Ware JE : Assessing the Effects of Physician-Patient Interactions on the Outcomes of Chronic Disease. *Medical Care*, **27** : S 110-127, 1989.
13) Roter DL, Hall JA : *Doctors Talking with Patients, Patients Talking with Doctors*. Auburn House, Westport, CT, 1992.
14) Street RL Jr, Millay B: Analyzing Patient Participation in Medical Encounters. *Health Communication*, **13(1)** : 61-73, 2001.
15) Campbell TL: Family's impact on health: a critical review. *Family Systems Medicine*, **4** : 135-228, 1986.
16) Doherty WA, Campbell TL : *Families and health*. Beverly Hills, Calif, Sage Press, 1988.
17) Northouse LL, Dorris G, Charron-Moore C: Factors affecting couples' adjustment to recurrent breast cancer. *Social Science and Medicine*, **41(1)** : 69-76, 1995.
18) House JS, Landis KR, Umberson D: Social relationships and health. *Science*, **241** : 540-545, 1988.
19) Girgis A, Sanson-Fisher RW : Breaking bad news: consensus guidelines for medical practitioners. *Journal of Clinical Oncology*, **13** : 2449-2456, 1995.
20) Houtzager BA, Grootenhuis MA, Last BF:Supportive groups for siblings of pediatric oncology patients : impact on anxiety. *Psychooncology*, **10(4)** : 315-24, 2001.
21) Quill TE : Barriers to Effective Communication. In : *The Medical Interview. Clinical Care, Education, and Research*, Lipkin M Jr., Putnam SM, Lazare A, eds., pp.110〜121, New York: Springer, 1995.
22) Stewart M, Brown JB, Weston WW, McWhinney IR, McWilIliam CL, Freeman TR : *Patient-Centered Medicine: Transforming the Clinical Method*. Newbury Park, CA: Sage. 1995.
23) Beckman HB, Frankel RM : The Effect of Physician Behavior on the Collection of Data. *Annals of Internal Medicine*, **101** : 692-696, 1984.
24) Marvel MK, Epstein RM, Flowers K, Beckman HB : Soliciting the Patient's Agenda. Have We Improved? *Journal of American Medical Association*, **281(3)** : 283-287, 1999.
25) Maguire P, Booth K, Elliott C, Jones B: Helping Health Professionals Involved in Cancer Care Acquire Key Interviewing Skills―The Impact of Workshops. *European Journal of Cancer*, **32 A (9)** : 1486-1489, 1996 a.
26) Maguire P, Faulkner A, Booth K, Elliott C, Hillier V : Helping Cancer Patients Disclose Their Concerns. *European Journal of Cancer*, **32 A (1)** : 78-81, 1996 b.
27) Ishikawa H, Takayama T, Yamazaki Y, Seki Y, Katsumata N: Physician-patient communication and patient satisfaction in Japanese cancer consultations. *Social Science & Medicine*, **55(2)** : 301-311, 2002.
28) Ong LM, Visser MR, Lammes FB, de Haes JC : Doctor-Patient communication and cancer patients' quality of life and satisfaction. *Patient Education & Counseling*, **41** : 145-156, 2000.
29) Harrigan JA, Rosenthal R: Nonverbal Aspects of Empathy and Rapport in Physician-Patient Interaction. In : *Nonverbal communication in the clinical context*, Blanck PD, Buck R, Rosenthal R, eds., pp.36〜73, University Park and London, The Pennsylvania State University Press, 1986.
30) Ruusuvuori J: Looking means listening: coordinating displays of engagement in doctor-patient interaction. *Social Science & Medicine*, **52** : 1093-1108, 2001.
31) Dickinson TL, McIntyre RM: A Conceptual Framework for Teamwork Measurement. In : *Team Performance Assessment and Measurement, Theory, Method and Applications*, Brannick MT, Lalas E, Prince C, eds., pp.19〜43, 1997.
32) Takayama T, Yamazaki Y, Katsumata N : Relationship between Outpatients' Perceptions of Physicians' Communication Styles and Patients' Anxiety Levels in a Japanese Oncology Setting. *Social Science and*

Medicine, **53(10)**：1335-1350, 2001.
33) Ben-Sira Z：Affective and instrumental components in the physician-patient relationship: an additional dimension of interaction theory. *Journal of Health and Social Behavior*, **21**：170-180, 1980.
34) Levinson W, Roter DL, Mullooly JP, Dull VT, Frankel RM：Physician-Patient Communication: The Relationship With Malpractice Claims Among Primary Care Physicians and Surgeons. *Journal of American Medical Association*, **277**：553-559, 1997.
35) 吉井清子・山崎喜比古：医師と看護婦の協働性の概念と測定方法．医療者・患者関係の転換と患者の主体化に関する現状分析と理論開発(研究課題番号 11410042　研究代表者 山崎喜比古)　平成11～12年度科学研究費補助金(基盤研究(B)(1))研究成果報告書，pp.113～119, 2001.
36) Mathews JJ: The communication process in clinical settings. *Social Science and Medicine*, **17(18)**：1371-1378, 1983.

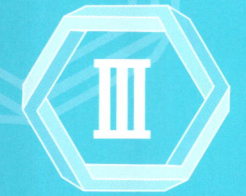

Ⅲ チーム医療の倫理

(岡本珠代)

　恋愛や友情など，排他的で強力な粘着性を持つ関係は1対1の間柄でしか成立しない．それに対して医療では，問題の解消が1対1の関係の中で済む場合はむしろ少ない．医療は対象者の心身の健康や機能を回復し，疾病を予防するという明白な目的を持つ行為である．医療問題が対象者の身体の1カ所の疾患であることは稀であり，そもそも医療の対象は，1人の人の身体・精神の枠組みを越えた環境全体の中に位置づけてつかむべきものであって，一見，単独のアプローチで済む問題と見えても，医療者の複数の視点を得てはじめて正当な評価と解決策が図れるような複雑な性格を持つものだからである．

　その意味で，多職種の専門医療職が関わる「チーム医療」という形態は，医療倫理の観点からも明らかな利点がある．チームで取り組めば，お互いの欠けた所を補い，自らの誤りを正し，過誤の予防に最大の注意を払いながら，最善の医療が実現できる．

　本章では，医療サービスの授受に関わる当事者すべてに満足感をもたらすことのできるチーム医療のあり方を医療倫理の面から捉えて考えてみたい．

1 満足な医療のための「チーム医療」とは

　高齢者の心疾患治療で，効果的なチーム医療を実践し，寝たきり状態を減らすなどの効果をあげたある病院の取り組み[1]が，数年前に新聞で紹介されていた．その病院では，医師，看護師，検査技師，薬剤師，ソーシャルワーカー，リハビリテーションスタッフ，臨床心理士が加わってケア計画を作成・実践し，退院後の栄養の摂り方や薬の飲み方，福祉資源の活用法などにも配慮した指導が行われ，医療と福祉が総合されたケアが実践されていた．

　医療行為の目的は患者・家族と医療者双方にとって納得がいく結果を得ることである．「納得がいく」は，「満足できる」「悔いがない」など，期待したものへのある程度の充足感や達成感を表す言葉で言い換えることができる．

　ところが医療への評価は，必ずしも「結果」についてだけではない．たと

え行為の結果そのものは望ましいものでなくとも，「行為の動機や過程」において，医科学的な裏付けに基づき，誠意と献身に満ちた医療が行われたと判断できれば，患者・家族も含めて，ある程度の満足感に至るものだという経験則をわれわれは共有している．客観的な指標では表現しつくせない，主観的で相対的な評価も医療評価の重要な側面をなしている．

　また，適切な医療に対する期待は，現代医療倫理の原理と無縁ではない．関係者すべてが合理的に納得できる医療は，現代医療倫理の基本的原理に照らした評価も受ける．それらの原理とは，

- 個人の自律（自己決定権）の尊重
- 人格の尊厳と諸権利の尊重，差別と偏見のない，思いやりある正義感

などである．

　一方，伝統的なヒポクラテス的医療倫理の原理である「患者を癒し，不必要な危害を加えず，患者の秘密を守れ」などの倫理原理は，今も変わらず重要である．

　このうち，自己決定権の尊重は，制度としてのインフォームド・コンセントの中である程度実現していると考えられ，第4項で後述する．次項では，「人格の尊厳の尊重」という面でのチーム医療の意義を考える．

現代医療倫理の基本的原理

2 チーム医療の倫理性

1）尊厳を尊重できるチームの体制

目的存在としての人間

　人間の尊厳について，もっとも適切な表現をした哲学者はドイツのイマニュエル・カント Immanuel Kant（1724〜1804）である．カントは人間を目的存在と呼び，目的存在は何らかの目的を果たすための手段存在としてのみ扱われてはならない代替不能な貴重な存在であるとしている．

　こうした存在の条件として，コミュニケーションができるとか，判断能力があるということをあげてはならない．人間の身体を持ち，人間の生殖細胞の結合によって生まれた存在は，たとえ無脳症児であっても，尊厳をもった人間であり，丁重な扱いを受ける暗黙の権利がある．

　人の手によって手段存在として作られるクローン人間の作製の試みは無条件に禁止すべきである．しかし不幸にして，クローン人間がこの世に存在してしまったら，やはり目的存在である人間として扱われねばならないだろう．

自己実現の義務を持つ人間

　また，人間の身体的・精神的能力と機能の特徴を共有する存在は，胎児の時から死に至るまで，発達する存在でもあり，カント流に言えば自己実現の義務を持つ存在である．とくに胎児・乳幼児の段階や人生の完成期にある人

は特別の庇護や養育，擁護を要する存在でもある．しかし一般に，障害者や病者，小児，高齢者が社会的弱者として尊厳を無視した扱いを受けることも多い．たとえば，病いをもつ高齢者のケアが不適切に行われることがある．人間の発達の度合いは高齢に至って傾斜がゆるやかになることはあっても，死ぬ直前まで進み続け，必ずしも下降線をたどるわけではないと言われている．高齢患者が認知症があって理解できないからといって，患者を除外して家族とだけ相談し，うそをついてだましたり，心理操作を加えたり，虐待や安易な抑制をすることは，その人の尊厳を著しく無視して傷つけていることになる．

前述したように，患者はただ1つの科で対応できる単純な病いの持ち主であることは少ない．そのうえ高齢患者は，複雑な来歴を持っていることも多い．21世紀のはじめに高齢期にある人々は，何らかの形で十五年戦争（1931〜1945年）の影響を受け，戦後の困難な時期を生きのびたが，十分な自己実現を果たせぬままになっている場合も多い．1人ひとりが苦難の自分史を書けるほどの経験をし，高齢者としての知恵を発揮できる段階になって，病いを得て医療・介護・福祉ケアの対象者になると，人間らしい扱いを受けられないとしたら，人間の悲劇である．このようなことから，とくに高齢患者に対しては，専門分化して狭い領域で診る単科の医療者のみでは適切に対応することはできない．適切なケアを実践するためには，どうしても複数科で対応する必要がある．個別的には1対1の医療者対患者の関係であるにしても，複数科からの成員から成る機能的なチームで対応するのが，1人ひとりの患者の尊厳を守るためにも適切なのである．

2）過誤や事故を予防できるチーム体制

機能的なチーム体制ができていないところで，複数科にまたがる診療が行われる場合の問題点は多い．

続出する医療過誤事件の究明の中で，原因の1つとしてしばしば指摘されるのが，従来型の医療体制の持つ構造的欠陥である．

たとえば，外科手術後にリハビリテーションが行われる場合，まず，各種検査の結果から病状説明があり，手術が施行され，術後療養となる段階までに，医師，看護師，検査技師，放射線技師，薬剤師，栄養士，ソーシャルワーカーなどの多くの専門職が関わる．この間，これらの専門職間で十分な連携がとれていなければ，深刻な事故が発生する可能性がある．1人の看護師による2人の手術患者の搬送で取り違えが起こった事件は耳新しい．

また，複数科の医師からばらばらに出される血液検査やX線検査の指示も

問題である．とくにX線検査では，1人の患者が受ける被曝総線量のチェックが行われない場合，患者への危害は深刻なものになり得る．

　リハビリテーション医療が中心となる段階では，理学療法，作業療法，言語聴覚療法などに携わる専門職同士やリハビリテーション科の医師・看護職の間の連携が重要になる．一般に，リハビリテーション部門は身体内部への侵襲性が少ないので，深刻な事故の発生は少ない．とはいえ，連携の不備による不適切・不十分な医療が行われる可能性はある．また，リハビリテーション医療では，以前は看護職が担っていたリハビリテーションが専門化され，医科学的に適切な評価と治療計画のもとに施行されるようになってきているので，看護職とリハビリテーションスタッフの間の齟齬も生じてきているという．

　一方，チーム体制が機能して，それぞれの職種が意見を出し合って治療計画を進めていけば，ある程度納得のいく，後悔の少ない結果が得られるようである．そこでは，適切な医療についての合意が図られ，不必要な検査・処置・薬剤投与などのチェックが行われるだろう．

　患者を癒すことは医療の目的の第一である．不必要で避けることが可能な害を患者に与えないということは，ヒポクラテス以来，変わらず目指されるべき医療倫理の基本である．それにもかかわらず，事故や過誤による被害が後を絶たない．それらを予防できる機能的なチーム体制の形成を真剣に考えなくてはならない．

3）チームの倫理的効用

　チーム医療の倫理的効用の第一は，看護職の倫理綱領[2]にもある通り，不適切な行為をする同僚から患者を守ることを容易にすることである．チームで行動する医療職は他の成員がしていることの意味を把握しやすい．医療者が患者の人格の尊厳を無視した行為をすることは起こりにくくなる．第二は，チーム医療の場合は必ずリーダーとコーディネーターがいて成員間の連携を図るため，患者・家族のニーズを汲みあげて対応を取りやすいことがある．第三に，成員間のよいコミュニケーションが，推測や憶測の必要をなくし，チームにおける透明感と安定感を生み，それがお互いの安心感と信頼感に寄与する．

　よいことずくめに見えるチーム医療だが，いかに1人ひとりの成員が有能でも連携が十分機能しないとうまくいかない．

　医療問題には単科の対応で済む問題は少なく，総合的・全人的アプローチが必要であることは言うまでもない．複数科の介入の必要性が判断され，チ

★チーム構造は平らで対等な関係が望ましい

チーム体制で配慮すべき点

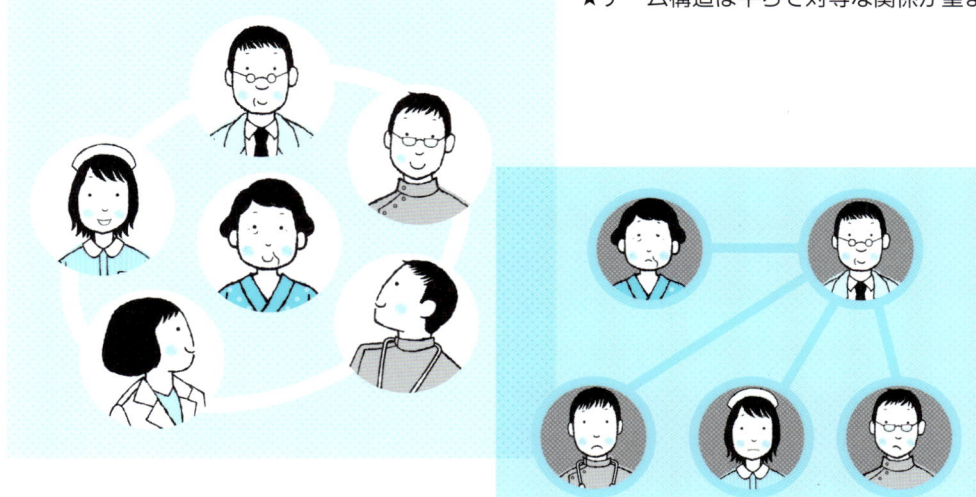

ーム体制がとられる場合，次のようなことが配慮される必要がある．
　①患者を中心にすえた医療チーム体制作りをする
　②チーム成員の役割と職責を確認する
　③チーム内の医療従事者間のコーディネーターを決定する
　④チームの関心の中心は患者であるので，チーム内での症例検討や治療計画作成にあたって，基本的には患者本人・家族の参加を除外しない
　⑤チーム成員は，チーム内の他職種の専門用語に精通し，また，一方では，患者の要望・願望を汲みあげ，得た情報を他のメンバーと共有する（これにはカルテの一本化がどうしても必要になる）

　ここでいくつかの考慮すべき点が出てくる．チーム体制のイニシアティブを取るリーダーはだれか．おそらくその人は，効果的な患者中心医療に真摯に取り組む英明な医療者や病院経営者であろう．さらに，その意欲に共感し，協働できるチーム成員を得なければチームは成り立たない．また，コーディネーターとしては看護職やMSWがふさわしいと言われるが，全体を通覧し，連携をとれる人なら専門分野にこだわる必要はないかもしれない．

　チームのリーダーとコーディネーターの職種が何であれ，チームの構造はたて型ではなく，できるだけ平らな形態を保つ必要がある．また，お互いに対等な関係にあるべきことを成員すべてが自覚していなければならない．また，成員はすべて自らの自律と自立と協働の精神を持ち続けるか，育てることに意欲的である人が望ましいと言える．そこで，続く第3項では，チームで働く人の資質と意思決定のしくみ，および第4項でそれに基づくインフォームド・コンセントの制度について述べてみたい．

③ 倫理的効用を高める民主的なチーム体制

1）チーム構成員のあり方

　意思決定機構がたて型で，リーダーやチームの成員の主たる関心が自らの裁量権の行使のみにあるところでは，真のチーム活動は成立しない．民主主義が目的か手段かという議論があるが，実際はそのどちらも真である．暴力的な手段で民主的な体制は作れない．民主的な機構は権威主義的な機構よりは有能で自律的な成員の納得が得られやすいという点で優れている．

　もっとも，フランスの絶対王制崩壊に導いたルソーの社会契約論でも，民主的体制作りを指導する精神的指導者が必要だったのであり，彼自身がその役目を果たしている．また，ジョン・ロールズの正義論では，人々は正しい社会の構築にあたって，無知のベールのもとに，自分自身の生存条件や願望を棚上げにして，公正の正義原理を選び取るという道が示される．そして，その原理も歴史的蓄積を背景とするロールズ自身の知性の産物なのである．もっとも，自分の生存条件や願望を棚上げにできる人は現実にはいない．民主主義も自己主張と妥協の用意が必要なのである．

> チーム医療をはじめる人

　このことは医療の関係にもあてはまる．チーム医療をはじめる人は，まず，病いや障害に苦しみ，痛みを感じている同胞に深い同情と共感を寄せ，窮状から脱するために何が必要なのかを考えることができる人であり，苦しみ患う人の問題はただ患部の手当てだけでは解決しないことを知っている人であって，患者本人のニーズや願望に耳を傾け，1人で悩むことなく，複数職種の医療・保健・福祉専門職の協力を得てはじめて，真の癒しが実現することを知っている人でなくてはならないだろう．そして，チームの成員がそれぞれ独自の専門領域を持ち，自律的にまた協働して機能するところで，患者のニーズと願望に即したもっとも適切な患者中心の医療が行われると考える人である．

　しかし，チーム医療をはじめる人がいつも最終的な権威者であり続ける必要はない．検査や評価，診断，治療計画の作成，処置，療養，退院に関する決定はある1人の成員が独断で行えることではない．チーム医療の態勢では，その人は必要な専門職の参加を得て，コーディネーターの役割を決め，職責の分担をし，全体的な使命の動機づけをし，成員に刺激を与えて，助言者の立場に徹することができる．ルソー流の人民主権の考え方に似て，そのチームの権威は成員全体の総意にあるとの意識に立つことができる．成員は直接参加民主主義の一員としての自覚と責任意識を持つことができる．

2）チーム成員間のコミュニケーション

このような形態のチームでは，患者本人を含めた成員全員の積極的な対話の中で取るべき方向を探ることができる．成員がお互いに対等な発言権を持ち，よいコミュニケーションが図られ，最善の治療・療養計画の作成と実行が行われる．

> チーム内の討議のルール

チーム内では，すべてのことが徹底的に討議される．討議の際のルールとしては，まず，必要情報の共有と虚偽や欺瞞のない透明性が確認される．ただし，治療に関係のない個人情報はその限りではない．患者や家族のプライバシーを守ることと個人情報を他に洩らさぬことは医療従事者に課せられた重大な義務である．

1980年代以降にドイツの批判理論から生まれた討議倫理〔discourse ethics〕の主張には，倫理ディレンマについてのカンファレンスの討議の際に参考になるものがある[3]．討議倫理の主な主張は，何か倫理的な問題が生じた時に，その問題の当事者すべてが参加する自由でオープンな対話があれば合意が得られるという考え方である．ここから，臨床の倫理委員会などが倫理的拘束力を持つために，次の5つのルールが示される．

①各成員は自らの倫理的主張を理性的に行う
②成員間の力関係に支配されない
③お互いの倫理的主張の解釈にあたって，真実を操作せず透明である
④必要に応じて他者の身になって考える用意ができている
⑤討議と合意によって決定された行為の影響を受けるものは，だれでもその討議に参加できるように配慮をする

こうした討議には，患者・家族も参加し，すべての参加者が責任ある主体として合理的な討議を行うので，無知のベールやお任せを好むことは歓迎されない．

④ チームとインフォームド・コンセント

1）インフォームド・コンセントの歴史的概観

チーム体制の場合のインフォームド・コンセント〔informed consent〕（以下IC）はどうなるのかについて考察する前に，ICの概念について誤解を解かなくてはならない．以下にICの概念を歴史的に概観してみる．

ICは一般に，「検査・診断・治療計画の説明に対する患者側の選択の権利」という狭い意味に取られ，医療行為の違法性が問題となったときに，同意書

がそれを阻却するとされる．これはいわゆる「IC法原則」の同意要件といい，1905年にアメリカで確認された．1914年になると，患者の自己決定権確立の判断が示された．医療裁判で，カルドーソ判事が「成人で健全な精神の持主は自分の身体になされることに関して決定する権利を持つ」と認めたのである．

同意は適切な説明に裏付けられなければ無効であるとの考えが認められるには，その後40～50年を要した．

ICという用語が判決文に初めて登場したのは，1957年のサルゴ裁判である．この判決文の中でブレイ判事は「危険性の説明にはICに必要な事実を全部開示し同時に何らかの裁量を行う必要がある」と述べた．しかし，1984年に『医師と患者の沈黙の関係』という注目すべき著書を書いたイェール大学法科大学院教授だった精神科医のジェイ・カッツ Jay Katz は，「完全な開示と裁量権行使は両立し得ない」と指摘した[4]．

この矛盾した表現は結局，「説明基準」を医師中心基準に設定する結果を生み，それ以後「説明の医療者中心基準」が一連のIC裁判で使われ，必ずしもクライエント中心医療には貢献しなかった．それでも，医療行為に説明義務が認められ，「IC法原則」が確立されていくきっかけになった記念すべき判例であった．

IC法原則の直接の源泉は，アメリカの医科学者たちが起草した「ニュールンベルク綱領」にある．その第1条は，「被験者の自発的同意が絶対に不可欠である」と述べ，実験研究が正当化される条件を示した．これは自らの身体に関しての個々人の持つ自己決定権の確認であるが，ここではさらに，同意あるいは自己決定権の行使には，必要で十分な情報の確保が不可欠であると明言する．これは実験研究だけでなく，医療一般におけるIC概念成立をお膳立てする形となった．サルゴ裁判以後行われた一連のアメリカのIC裁判の中では，「説明基準」が医師中心と患者中心の間で揺れ動いたが，これらの議論がIC法原則の成立に寄与し，一面では，これがIC裁判で医療者側の安易な免責を容易にするのに役立ったとも言われたが，少なくとも「必要・十分な説明がなければ同意は無意味である」というテーゼが定着した．そして日本でも遅まきながら，診断や治療処置への同意書を取る前に，説明が行われるようになった．

2）インフォームド・コンセントの2つの実現モデル

IC法原則は，医療者側の説明と患者側の同意書への署名捺印が1回限りのイベントとして行われるので，ICの「イベントモデル」と呼ばれる．たとえ

> ICのイベントモデルとプロセスモデル

ば，がん手術が行われる場合では，検査・手術・手術後の処置のそれぞれがイベントとして扱われる．しかしここでは，チーム医療を信じない外科医が同意書に書かれていない処置をだれにも知らせず裁量で行う余地がある．ICはイベントモデルで十分という姿勢により，すれ違いの医療が行われては納得のいく結果には至らない．

それに対して，真のICは「プロセスモデル」で実現されるという考え方がある．医療は違法性の阻却のみを意識して行うべき行為ではないはずである．患者のニーズも医療の対応も時の経過とともに変化の過程をたどる．患者と医療者の対話の中で，ニーズとよりよい対応が探られ確かめられる．こうなると，ICは全医療過程を通じて実行されるべきものである．また，臨床検査，病状説明，投薬，手術，臨床実験，臓器移植，生殖医療だけでなく，医師や関連医療職が関わる医療のすべての医療行為に適用されるべきものである．

ICに必要な認識

その際に必要な認識としてあげられるのは次の事柄である．

①すべての医療行為は，たとえ生死に直接かかわらなくとも，何らかの危険性を伴うので，患者にとって必要・十分な説明を行い，患者の同意を得る必要があること

②評価や治療計画作成に際しても，患者の求めに応じて説明ができ，計画の作成や目標達成への実践過程を患者と共に共同で行うこと

③医師だけがICを行うのではなく，チーム内の関連医療職はそれぞれ自律的な臨床判断とICの実行において固有の責務があること

ICは必ずしも言語化される必要はない．ICは，実は医療行為のみでなく現代の人間関係すべてに適用されるルールであり，民主的で対等・誠実な人間関係実現の原理である．相手の意向に反して，情報操作や心理操作を行うことは相手の尊厳を無視することになる．この原理は人と人との間だけでなく，国と国の間にもあてはまる．信頼できる関係の中で行われる行為は，たとえ結果が最善でなくても，納得と満足を生む．

また，チームによる慎重な医療行為からは事故は起こりにくいが，不幸な事態が発生した場合の対処の仕方も，前もって討議しておく．事故の原因究明は徹底して行い，チーム内の事故を共同責任と個人責任の両方の面で対応する．独自の自律性が尊重される成員には，行為の結果責任の重さも伴うことを忘れてはならない．

5 専門職としての意識向上と医療倫理原理

ここで，ICを中心とする現代医療倫理の原理は，各専門職協会倫理綱領に明示されている（はずである）ことを指摘しておきたい．いずれの専門職協会も倫理綱領を掲げることは協会の存在理由と協会活動の質を広く社会に宣言することを意味する．綱領の目的の1つは協会の団結や統合性を確認し，成員の意識を鼓舞することであるが，社会の承認と信頼を得るための責任表明でもある．個々の成員は，自らが属する団体に誇りを持ち，公けに表明された倫理的原則によって行為を律し，公正な態度で正しい医療を続けることを誓っていることになる．

> 専門職の倫理綱領と倫理原理

どの倫理綱領も成員が守るべき倫理原理を掲げている．専門職はクライエントの人格の尊厳を尊重し，人権の擁護につとめ，医療提供にあたって対応に差別をせず，公正な態度で接することが必ず盛り込まれている．とくに，職業上知り得たクライエントの秘密を洩らさないこと（守秘義務）は，ヒポクラテス以来の医療者の義務である．さらに，知識と技術を常に最新の状態に保つための卒後継続教育を続ける義務も書き込まれている．また，自らの医療技術提供の正当な見返りは求めるべきだが，不当な診療報酬を求めないことも記されている．

また，かつてことさらに強調された「医師の処方のもとに患者の治療と指導にあたる」という条文が，倫理綱領からその後削除される例が見られる．医療専門職として自律と自立を確立するためにも，医師への従属性を確認するような条文は，少なくとも倫理綱領にはふさわしくないと言えよう．医療チーム内の成員同士がみな，お互いにICを実践して，情報・心理操作をせず，よい職場環境を作る努力を続けることがよい医療につながることは明白である．

今後は，とくに医療の中心的な役割と職責の認識を強く植えつけられた医師たちに新しい形のチーム医療のよき成員となるべき教育が行われねばならない．さらに他職種の重要性と自律と責務についての教育も重要である．医療倫理教育の一環として，倫理ディレンマ事例を使って症例検討会を行うのも意味がある[6]．従来，修業年数の違いから，医師には他職種を低く見なす傾向があった．しかし今では，関連医療職の教育も整備・発展の途上であり，博士課程を含む大学院教育も実現しつつある．医師のみが知と職責を独占する時代ではなくなりつつある．適切な医師教育では，関連医療職との協働なしに，よい医療が行われないことも教えられなくてはならない．今のところまだ医師会の守りは固いが，カルテ開示やチーム医療におけるカルテの一本化も含めて，医療がますます開かれたものになる必要がある．

また，適切なチーム医療は患者が権利として要求できるものである．このようなことを盛り込んだ患者教育のカリキュラムを作るのも今後の課題になるだろう．

　幸いに IC の考え方が広まろうとしている．たとえ今は表面的な理解しかなくとも，いずれはプロセスモデルとして実現され，理念としての IC が定着される道筋はつけられているとみなすことができる．複数職種によるチーム医療が，対等な人間関係と民主的な意思決定に基づくよりよい医療の実現の場となることが望まれる．

文献
1) 「チーム医療 高齢者に効果？東京の病院追跡調査 退院後寝たきり激減」朝日新聞，1999 年 6 月 28 日．
2) 日本看護協会：看護者の倫理綱領．2003．
　（6．看護者は，対象となる人々への看護が阻害されているときや危険にさらされているときは，人々を保護し安全を確保する）
3) 岡本珠代：医療におけるモダンとポストモダン．比較思想研究，**23**：98-105，1996．
4) Jay Katz：The silent world of doctor and patient．Free Press，New York，1984．
5) 岡本珠代・吉川ひろみ・清水ミシェル・アイズマン・ 他：医療専門職倫理綱領についての一考察．広島県立保健福祉短期大学紀要，**4**(1)，1999．
6) 砂屋敷忠・吉川ひろみ・岡本珠代編：医療・保健専門職の倫理テキスト．医療科学社，2000．

Column　チームアプローチによる奏効例①

各職種が協力して関わり経口摂取が可能となったSさん

　79歳のSさんは左大脳半球全体に及ぶ出血性脳梗塞のため遷延性の意識障害，右片麻痺，失語，構音・嚥下障害などの重い後遺症が遺った．理学療法・作業療法を連日続けていたものの，スタッフらの問いかけにはほとんど反応がなくコミュニケーションは全く取れず，1日中傾眠がちであった．脳卒中後遺症による仮性球麻痺と廃用のため舌は萎縮して丸まってしまい，刺激してもほとんど動かないことから，主治医もリハビリテーションスタッフも食事の経口摂取は不可能と判断した．そこで生命維持のために，経鼻胃チューブから1日3回の経管栄養を受けていた．外界からの刺激に反応することなく終日静かに眠っていて，経管チューブで栄養されているSさんを見て，主治医をはじめ誰もが彼は二度と口から食事は摂れないだろうと思い疑わなかった．

　音が少しでも意識障害に対する刺激になればという家族やスタッフの思いから，Sさんのベッドの傍らにはテレビやラジオが置かれて，いつも賑やかな音が流れていた．しかし，Sさんがかつて好きだった時代劇や歌番組が放送されていても，彼がテレビの画面を見ることは皆無に等しかった．

　ところが入院してから3カ月ほど経ったころ変化が訪れた．療養型病床群の病室でSさんがベッドの傍らのテレビ画面をじっと見つめている姿に看護師が気づいた．それは料理を紹介する番組で，見るからに美味しそうな料理をたくさん紹介していた．

　この光景を見た看護師は「これはSさんが何か食べたいという意志の現れではないか」と考えた．そして，「もしもSさんが食事をしたいという気持ちがあるのであれば，今一度経口摂取の可能性を探るべきではないか」と考え，主治医に相談した．医師も同意見であり，言語療法士と連絡を取り，嚥下は不可能と考えられていたこの患者の嚥下訓練が開始された．

　言語聴覚士を中心として看護師・病棟ヘルパー・リハビリテーションスタッフ（PT・OT）・医師などがSさんの経口食事摂取という目的のためにチームを結成した．看護師やヘルパーらにより連日口腔内のマッサージやケアが根気強く行われ，PT・OTらは嚥下のための坐位訓練などを数週間に及び行った．そして放射線技師・医師・言語聴覚士が嚥下造影検査を行い，Sさんが誤嚥をせずに，もっとも安全に嚥下できる体位（ポジショニング）を研究した．

　このようなスタッフの努力の甲斐あってか，なんとSさんはお粥が食べられるようになったのである．お粥の入ったスプーンを口に入れると，輝くような笑顔でゴクリと飲み下した．言語聴覚士の注意深い介助で，初めて昼食用のお粥を全量食べ終わった時はベッドの周りに集まった医師や看護師，ヘルパーらから思わず拍手が沸き上がった．

　重い後遺症を持っていても可能ならば口から食事をさせてあげたい，というケアに関わるスタッフたちの熱い思いがうまく連携した結果，この患者は人間性を取り戻すことができたといっても過言ではない．

（吉澤　徹）

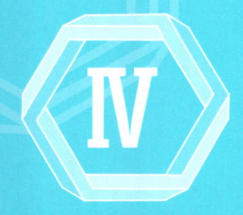

The New Theory of Interdisciplinary Team Care

IV チーム医療の実際
1. リハビリテーション医療を例に

① 職種間の相互理解の基本

　チーム医療を行ううえで，職種間の相互理解は不可欠の要素であるが，実際のところ，協働する他職種の卒前・卒後の教育内容や専門性を改めて理解する機会は，臨床現場では非常に乏しい．どの職種が本当は何を専門としており，どこまでを担当でき，どこからは実行不可能なのか？　などの知識が漠然としていては，有効な医療チームは生まれない．相互理解の基本は，互いの知識と技術の源泉である養成・教育課程を知ることも有用である．そのうえで，臨床場面における相互の連関を見極めながら，共同体として機能することが望まれるのである．

　現在，チーム医療を具体的にイメージしやすく，理解しやすい医療行為はリハビリテーション（以下リハ）であろうと考える．リハのプロセスは，生活者として社会復帰を目指すべき患者のニーズを中心として，各職種が自立を支援するために，専門知識と技術を用いてチームで機能するものである．本章では各種専門職の各々の教育課程を紹介するとともに，それぞれの職種がどのように考え，協働するのか，リハに関わる1つの事例を示して考察する．

② 主な専門職の資格制度と教育，チームでの役割

医師

（1）資格と制度

①卒前教育

　昭和23年に成立した医師法の基，高等学校卒業後6年間の大学教育により養成されている．大学での教育内容は，教養（哲学，文学，語学など），基礎医学（解剖学，生理学，病理学，薬理学など），臨床医学（内科学，外科学，小児科学，産婦人科学など）であるが，それらの全ての科目を習得する．ま

た，基礎医学と臨床医学の科目にはそれぞれに実習もある．おおむね1～2年間を教養系，次いで医学系の勉強に入る．近年は医学系の教育内容の増加に伴い，その分教養系の講義に割かれる時間が少なくなっているのは残念である．卒前教育の目標は「全人教育」と「医学一般」を広く修めることである．

②卒後教育

大学卒業後は，基礎医学（公衆衛生学，衛生学，解剖学など）へ進む者もいるが，ほとんどの学生は臨床医を目指すことになる．諸外国にみられるインターン制度が廃止されたが，現在は大学卒業後すぐに国家試験を受け，合格後2年間を研修医として卒後研修を行うことができる．医師としての基本であるプライマリ・ケア能力を高めるためには内科系・外科系・その他の科のローテーションが医師教育の本来の姿である．プライマリ・ケア能力の向上は国際的な傾向であり，わが国も平成16年より卒後2年間の臨床研修の必修化が行われており，内科，外科，救急部門，小児科，産婦人科，精神科および地域保健・医療の研修が行われている．

通常は，卒業前後から研修医期間の間に自分の専門を決める場合が多く，そのあたりから専門医としての研修に入るのが一般的である．専門医は学会の認定によるもので，研修は学会の決めた卒後教育プログラムに沿って実施される．専門医には，研修医期間も含め5年程度の教育および臨床経験を義務づけている学会が多い．リハ専門医の場合は5年となっている．医師として一人前に，一応自分の専門をこなせるようになるまでに，医学部医学科入学後から10年以上必要である．

これまでは，内科や外科という分類の中で，臓器を中心とした専門家が育成されてきたが，最近では麻酔科，ペインクリニック，リウマチ医，リハ医などのように，別の切り口から医療を実践する専門家集団も育ってきている（ちなみに筆者は障害の治療を専門とし，病態は病理学的モデルを脱し，社会心理学的モデルでの診断治療を行う，リハ専門医である）．

（2）医師の役割

医師の役割は，疾病や外傷の治療者であり，イメージとしてもそれが一般的な医師像であろう．医師による医療の独占とか，パターナリズム〔paternalism〕というイメージは形骸化しつつあり，実際には多様な考え方の医師が，多様な分野で活躍している．ただし，これから増加し続けるであろう慢性疾患や在宅療養における他の専門職との連携の重要性については，医師の役割の中で必ずしも認識が十分とは限らない．これは個々の医師の問題ではなく，むしろ医学教育の問題であったと考えられるが，このことは近年改善されつつある．

看護師

(1) 資格と制度

①卒前教育

　看護師の教育課程は，他の専門職に比べ多様である．大別すると，高等学校を卒業した後，大学（4年），短期大学（3年），専門学校（3年，定時制や統合カリキュラムの学校は4年）で教育を受けるコースと，准看護師（都道府県知事免許）の資格を得た後，短期大学（2年）や専門学校（2年，定時制3年）などに進学するコースとがある．いずれかの教育機関で卒業に必要な単位を修得することで，看護師国家試験（厚生労働大臣免許）の受験資格を得る．教育の特性は大学，短期大学，専門学校により異なるが，いずれの教育機関においても看護の主要な概念である「人間」「健康」「生活」「環境」「看護」を洞察し，科学的に看護を遂行するための基礎的な能力を養う教育が，講義や臨地実習を通して行われる．近年看護系大学が相次いで新設され，それに伴い社会人入学制度や短期大学・専門学校から大学への編入学制度も拡がっている．看護学を探求し，学問的な裏付けを持ち看護を実践する看護専門職の育成を目指す大学教育が拡充している．

②卒後教育

　現在，国レベルでの卒後教育制度は設けられておらず，専ら就職先の病院が独自に計画する研修プログラムによる教育と看護師個人の努力による継続学習に委ねられている．看護師の研鑽の機会は，日本看護協会，行政，民間機関，学会・研究会が主催する研修会参加の他，日本看護協会が認定する認定看護師，専門看護師および認定看護管理者の資格取得，大学・大学院への進学などがある．認定看護師とは特定の分野（救急看護，摂食・嚥下障害看護など19分野，2009年12月現在）を通して資格を取得する．専門看護師は，特定の分野（がん看護，地域看護など10分野，2009年12月現在）において卓越した看護実践能力を有する者であり，看護系大学大学院修士課程修了者で所定の単位を修得した後，認定審査に合格することで資格を得る．大学院については，社会人特別選抜制度や短期大学・専門学校卒業者に対して各大学院個別の審査により受験資格を与える制度が積極的に導入されるようになり，看護師のキャリア開発の教育機関として門戸が拡がりつつある．

(2) 看護師の役割

　患者にとって，病棟・病室は「生活の場」である．他のスタッフとの最大の相違は，患者の生活の流れに切れ目なく関わることにある．したがって，看護師は患者に現れる生活上の反応，ADLの諸動作，生命活動の状態などを，生活場面においてありのままに捉え，それらを分析して援助ニーズを明

確化するのである．

こうした患者の生活全体を捉える看護師が，他職種に発信できることは，①病棟での生活リズムやADLの状態，②自立への可能性と問題性（看護師の視点からの判断として），③病棟での生活状況から判断される治療効果などがあり，他職種から得たい情報としては，①健康状態や機能障害に関する診断・評価，②治療方針と内容，③日常生活場面では捉えきれない患者と家族の心理的，社会的，経済的問題などである．

理学療法士（PT）・作業療法士（OT）

（1）資格と制度

昭和40年に施行された「理学療法士及び作業療法士法」の法制下に，初の理学療法士（PT）と作業療法士（OT）が昭和41年に誕生した．その後PT・OTは増加の一途をたどり，現在PTは7万3千人，OTも4万7千人を超えるまでになっている．PT・OTの増加とともに，その活動範囲やPT・OTに対するイメージ，PT・OT個々人が持つ考え方などが多様化し，養成施設や教育課程も多彩となり，卒後教育も充実しつつある．

①卒前教育

PT・OTは3年間の専門教育を経て，国家試験合格後に国家資格を取得することができる．養成施設は3年制・専門学校がほとんどであるが，現在では4年制大学も数多く誕生し，大学卒業後に国家試験を受験するケースが増加している．さらに大学院修士課程や博士課程に理学療法・作業療法の専攻分野ができ，理学療法・作業療法を専攻した博士も誕生している．

教育課程は，「理学療法士作業療法士学校養成施設指定規則」（昭和41年3月30日文部省令厚生省令第3号）にのっとり，基礎分野（心理学，社会学，教育学などに関すること），専門基礎分野（解剖学，生理学，運動学などの基礎医学系および整形外科学，神経内科学，内科学などの臨床医学系），専門分野（療法学，評価学，治療学，地域理学療法学・地域作業療法学，臨床実習など）を修得する．指定規則の大綱化に伴い，昨今は養成施設独自の多彩なカリキュラムで教育が行われている．

また，ほとんどの作業療法士養成施設で，世界作業療法士連盟（WFOT）が定める教育最低基準を満たす教育が行われている．

②卒後教育

社団法人理学療法士協会，社団法人作業療法士協会が中心となり，生涯教育システムが構築されており，自己啓発の場となっている．また「専門理学療法士認定制度」（（社）理学療法士協会の認定制度）も発足した．このような制度は，卒後教育の場として，あるいは多様化し複雑化する疾患への理解

を深め，適切な治療を行う礎として，大いに利用すべきであろう．しかし，あくまでも幅広い知識と技術の上に専門性を確立していくことを忘れてはならない．専門領域に関しての深い知識と技術を有する一方で，他の隣接分野には疎いといったことでは，患者にとって不利益となる．

（2）PT・OTの役割

「理学療法士及び作業療法士法」では，「基本的動作能力の回復を図るため」（理学療法）「応用的動作能力又は社会的適応能力の回復を図るため」（作業療法）と定められているが，リハ医療の一角を担うPT・OTにとって，法に謳われる「動作能力の回復」のみを目標とすることには違和感を覚える．リハとは，社会で障害者がどのように生活していくかを予測して，その阻害因子となり得る事象・障害をどのように取り除くか，そのためには何を治療すべきかを考えて実践することであると考える．すなわち早期に障害者が自身の持ち得る"最高の機能・能力"で，"最高の環境下"，"最高の社会復帰"を果たすことが目標であり，これはリハ医療に携わるすべての職種の共通の目標でもあると考える．

言語聴覚士（ST）

（1）資格と制度

わが国でのコミュニケーション障害に関わる専門職の養成は，約40年前に遡る．さまざまな経験や背景をもった臨床家たちが，コミュニケーション障害をもつ人への質の高いサービスの提供と自らの資質の向上のために自己努力を重ね，コミュニケーション障害の臨床に取り組んでいたが，さらに専門的なサービスを全国に普及させ，社会的な責務を果たすために，職能団体として，1975年に「日本聴能言語士協会」を設立した．その後，資格制度のあり方をめぐり，いくつかの意見の相違があり，1985年に「日本言語療法士協会」が発足した．しかしながら，両協会の努力および協力のもとに，1997年に言語聴覚士法が成立，その後1999年3月に第1回国家試験が実施され，4,003名の言語聴覚士が誕生した．2000年には，有資格者の言語聴覚士からなる団体である「日本言語聴覚士協会」が設立され，コミュニケーション障害をもつ人たちの生活の質の向上と，コミュニケーション障害に対処する専門領域の発展に取り組んでいる．その後も徐々に増え，言語聴覚士は現在，15,000人を超えるまでになっている．

①卒前教育

言語聴覚士法に基づく養成施設としては，大学卒2年課程もあるが，現在のところ，高校卒3年課程または4年課程の専門学校や4年制大学が多い．最近では，養成施設が急速に増えるとともに，養成施設の中で障害学の分野

を含む大学院修士課程や博士課程が誕生してきている．教育課程では，言語聴覚士法の規定に基づき，基礎分野の他に，専門基礎分野（基礎医学，心理学，言語学など），専門分野（失語・高次脳機能障害学，言語発達障害学，発声発語・嚥下障害学，聴覚障害学など）を修得する．また，臨床実習において実際の臨床の場を体験する．

②卒後教育

日本言語聴覚士協会が中心となり，「聴覚障害の臨床」，「発達障害の臨床」などといったテーマを設けて全国研修会が行われている．新人ばかりでなく，臨床経験を有する言語聴覚士にとっても，自己研鑽の場となっている．また地域ごとの勉強会も自主的に行われている．近隣の言語聴覚士が集まり，症例検討会などを実施しているこれらの場は，同僚や先輩の言語聴覚士がいない一人職場に就職した言語聴覚士にとっては，日頃抱えている問題を相談できる機会として，とても良い刺激や勉強の場となっている．

(2) STの役割

言語聴覚士が対象とする障害には，失語症，構音障害，音声障害，吃音，言語発達遅滞，聴覚障害などがある．また嚥下障害も，言語障害ではないが言語聴覚士の業務内容に含まれる．言語聴覚士は，このような障害をもつ人々への評価や訓練，援助を実施するとともに，その周囲の人々，たとえば家族や学校関係者，職場関係者などに対しても，患者の症状や対応法の説明を行って，患者のよりよい社会適応を促す．最近では，言語障害をもつ人々にコミュニケーションの機会をより広く提供することをめざして，地域のボランティア希望者などをコミュニケーションパートナーとして養成するための取り組みなども行われている．

3 専門職の協働 — 事例検討からの役割考察

事例検討

56歳女性．生来健康であったが，2年前に脳梗塞を発症，6カ月の加療後，これ以上の機能改善が認められないとして退院を勧告されたが，さらに機能回復への期待が強く，当リハビリテーション（以下リハ）専門病院へ来院した．患者は左片麻痺があり，受診時のブルンストロームステージ[*1]は，上肢Ⅲ，下肢Ⅳであった．歩行は実用性がなく，日常生活は車椅子レベルであった．右半球損傷によるコミュニケーション障害もみられた．夫とは5年前に死別，息子が1人いるがすでに独立しており，遠方に居住している．患者は自家での1人暮らしを希望している．内科的な重度の合併症もなく，歩行困

難の原因は，重度の空間認知障害のためと判断し，その評価および治療的アプローチのために，リハ専門病棟へ入院加療となった．

入院後，リハチームのリハ医，看護師，理学療法士，作業療法士，言語聴覚士（認知・心理検査担当）の各部門で評価を行い，評価カンファレンスを実施した結果，「重度の視空間認知障害，身体失認があり，感覚入力を重視する訓練により ADL[*2] の自立に到達し得る」という結論に達し，治療プランが立てられた．病棟では空間認知訓練の成果を日常生活に役立てるような指導がなされた．4 カ月後には屋外歩行も可能なレベルとなり，外泊訓練を実施後，自宅退院となった．現在は IADL[*3] も完全に自立し，生き生きとした生活を送っている．

[*1] Brunnstrom stage：片麻痺の回復を神経生理学レベルで捉えるもの．上肢・下肢とも，全く随意運動ができないもの（stage I）から，ほぼ正常な運動ができるもの（stage VI）までの6段階に分類する．
[*2] activities of daily living：日常生活動作（活動）
[*3] Instrumental ADL：手段的 ADL

一般に空間認知の障害は，高次脳機能障害の1つで，大脳半球損傷に伴い，歩行やその他の ADL に影響を及ぼすことが多いのだが，その存在は周囲から気づかれないことも多い．その程度や経過を知るには，さまざまな認知・心理テストが必要であり，訓練は感覚入力を運動や動作に結びつけることが必要であることから，理学療法や作業療法の場面では無論のこと，病棟でも訓練の成果を活かした日常生活動作援助，認知強化，転倒などのリスク管理，が必要とされる．また患者自身が問題点を理解し，積極的に治療に参加し，生活を再建できるように，周辺のさまざまな援助が必要である．

医師の役割

主治医であるリハ専門医の役割は，まず患者の医学的管理であるが，リハ患者の場合は，機能改善や生活再建を目標とする医学的管理が必要である．重度の合併症があっても，安静をとらせるのではなく，どの程度の運動をさせるかを決定しなければならない．睡眠薬1つをとってみても，訓練や機能に影響を及ぼすような使用は避けつつ効果を発揮するような使い方をしなければならない．排尿コントロールや筋緊張の緩和などにも，優れた薬剤が開発されており，リハ治療プランの進行をみながら，上手に使用すれば，生活の再建や QOL の向上に大変効果がある．

次に専門医として大切なことは，障害を（病気をではない）診断し，機能予後を推定して，治療目標を立て，リハ治療プランを作成することである．ここでは無論，各専門職との意見交換が不可欠であり，カンファレンスが重

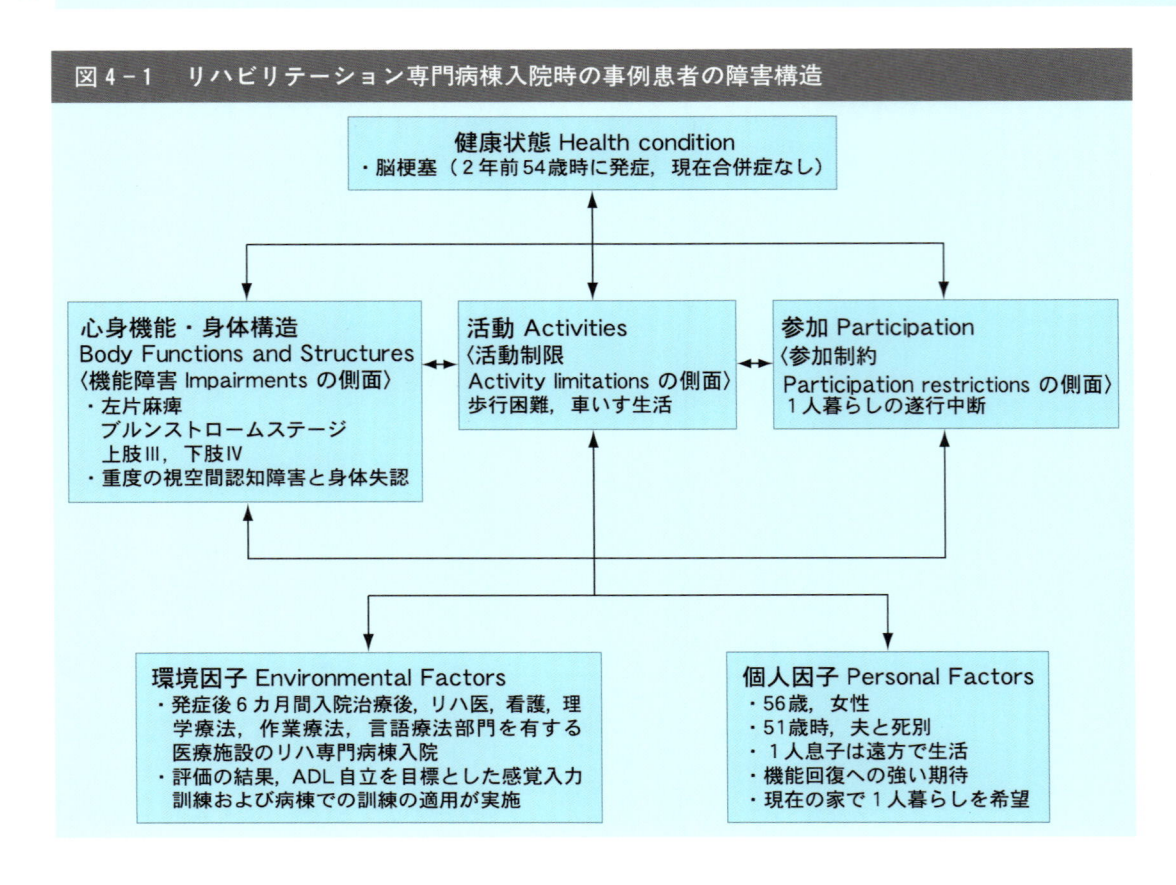

図4-1 リハビリテーション専門病棟入院時の事例患者の障害構造

```
                    健康状態 Health condition
                ・脳梗塞（2年前54歳時に発症，現在合併症なし）

   心身機能・身体構造              活動 Activities              参加 Participation
   Body Functions and Structures   〈活動制限                   〈参加制約
   〈機能障害 Impairments の側面〉  Activity limitations の側面〉 Participation restrictions の側面〉
   ・左片麻痺                      歩行困難，車いす生活         1人暮らしの遂行中断
     ブルンストロームステージ
     上肢Ⅲ，下肢Ⅳ
   ・重度の視空間認知障害と身体失認

       環境因子 Environmental Factors              個人因子 Personal Factors
   ・発症後6カ月間入院治療後，リハ医，看護，理    ・56歳，女性
     学療法，作業療法，言語療法部門を有する       ・51歳時，夫と死別
     医療施設のリハ専門病棟入院                   ・1人息子は遠方で生活
   ・評価の結果，ADL自立を目標とした感覚入力    ・機能回復への強い期待
     訓練および病棟での訓練の適用が実施          ・現在の家で1人暮らしを希望
```

要な場となる．この事例のような比較的重度の認知障害患者は，リハ専門医・リハ病棟看護師・各リハ治療部門が，障害の本質を理解し，共通の治療目標を持つことが有効なリハ治療に欠かせない．病棟があって，主治医がいて，リハ治療部門があるだけでは不十分であって，有効な治療には真のチーム医療が必要なのである．リハ・カンファレンスは，治療方針と治療計画の決定およびチームワークには非常に大切なものである．カンファレンスは，チームリーダーが司会をして進行するが，リーダーは，「有効かつ皆が納得し信頼できる方針」を導ける人材でなければならない．本事例では，リハ専門医がその任にあたったが，チームリーダーはその資質があれば，どの職種からでてもかまわない．一般的に，医師をメディカル，他をコメディカルと呼称するが，全員をメディカルスタッフと呼ぶことが望ましい．有機的なチームアプローチこそが，リハの要であることを強調したい．

看護師の役割

図4-1は，WHOが2001年5月に提唱した国際生活機能分類〔International Classification of Functioning, Disability and Health：ICF〕のモデル図を用いて，本事例の患者がリハ専門病棟に入院した当時の障害〔disability〕を整理したものである．

　事例の患者には，重度の視空間認知障害，身体失認，左片麻痺があることから，顔が常に右側を向き，座位バランスが安定せず，左側の食事に手がつけられず，左側の袖に手を通さないなどの「生活の流れの中に生ずる困難さや危険」に看護師はまず注目する．同時に患者自身の「良好さ」にも着目して，生活を実用的に遂行する力を全体的に把握する．さらに，看護師は焦点化した観察（面接，測定などを含む）を継続して実施し，「良好さ」の兆しや可能性を見極め，促進要因を見いだす．活動の阻害要因と促進要因を分析して，阻害要因の除去あるいは調整，促進要因の強化といった看護の具体的方法を決定する．

　医療の質が問われる今日，良好なチーム医療こそが医療の質を担保する最良の手段であると考えられている．医療チームの中で，看護師が持ち得る「生活者としての患者」に関する情報を，他職種が活用できるように伝達する工夫や，カンファレンスにおけるプレゼンテーション能力を養うことが求められている．

　本事例で求められる看護師のもう1つの役割は，医師やセラピストの治療を，病棟での日常生活に適用し，実用的なADL能力の向上を図ることである．患者が左側の空間やモノ，左半身を認識して行動するパターンを獲得できるよう，左側からの言葉かけや身体的刺激を通して，患者の認識・行動をフィードバックし，修正を促す働きかけが必要となる．こうした病棟での生活訓練を進めるうえで，患者自身が「病棟での生活は訓練の一環である」と認識するような働きかけを行うことは重要である．訓練室でのエクササイズの意味や方法を理解し，それらを病棟でいかに適用できるかを，医師やPT・OT・STなどと十分に検討し，一貫性のある看護を提供することが看護師には求められる．

　看護師の3つめの役割は，安全の確保である．一般的に視空間認知障害や身体失認には，事故を惹起するリスクファクターとなる無視側への不注意や病識の欠如がみられることが知られている．加えて本事例では，リハ専門病院への来院の動機が，機能回復への強い期待であったことから，「過剰な行動」や「過信」によって，転倒，疲労，痛みなどを引き起こさないように注意して援助しなければならない．

　4つめの役割は，患者の家族への種々の援助である．家族の一員が突然発症すると，それまでの家族機能や家族関係が揺らぎ始める．その揺らぎを家族の成員が良好に調整することができるよう，看護師は家族の成員個々人に対して，あるいは家族全員に対して援助を実施する．本事例では，遠方に住む息子に対して，患者の努力や，生活の変化の様子を伝え，彼が母親に対し

て向けている気持ちに関心を向けることなどである．もちろん，家族に対する援助は看護師独自のものではなく，医療チーム全体が持つ機能である．家族の援助ニーズは，医師，セラピスト，MSW，ときには事務職員などに向けられた言葉や態度の中に包含されている．それらのメッセージは，患者のニーズと同様に，チーム全体で共有すべき情報である．

　看護師の5つめの役割は，退院援助である．米国ではディスチャージ・コーディネート〔discharge coordinate〕として明確に位置づけられている．この援助は，入院後すぐから始まり，退院後の生活を見据え，ときには終末期まで及ぶ．そもそも治療の対象は「入院患者」ではなく，「地域生活者」であることを忘れてはならない．患者が暮らす地域には，家族や支援者が存在し，在宅療養を支えるさまざまなネットワークがある．看護師は，患者が生活すべき地域に再統合できるよう，退院準備をチーム内のすべての職種と連携して行い，安心して独居できるよう，退院後は訪問看護を実施し，患者の地域における自立した生活を最後まで支持することになる．今日，在宅ケアが重視され医療施設と在宅における療養の境界が緩やかになり，点としての看護から面の看護へと組織化が望まれ，他職種とのネットワークにより，地域ケアシステムの発展に貢献する役割が求められている．この点で看護師には，ヘルスケア・コーディネート〔health care coordinate〕，ケアマネジメント〔care manegement〕の知識と技術が必要とされる．

理学療法士の役割

　一般的に神経学的症状の回復は3～6カ月で停止し，これ以上の改善が認められない，いわゆるプラトーに達するとされている[1]．これはあくまでも神経学的症状についてであり，機能障害，能力障害の改善はこれにはあてはまらない．現に石倉[2]は臨床で9年にわたって能力障害が改善しつづけた症例を経験している．また，Thomsen[3]は，発症後10～15年にわたって能力障害が改善すると述べている．リハビリテーションとは社会で障害者がどのように生活していくかを予測し，その阻害因子となり得る事象・障害をどのようにして取り除くか，そのためには何を治療すべきかを考えて実践することであり，障害者が早期に最高の機能・能力で最高の環境の下，最高の社会復帰を果たすことである．この論理にもとづくと，たとえ代償手段を用いてでも身体機能・運動能力の改善がみられ，それが社会復帰に有益なものであれば，これをリハビリテーションにおける回復と言っても過言ではなく，生涯にわたり回復は継続すると考えられるのである．

　本事例では，カンファレンスの結果，「重度の視空間認知障害，身体失認があり，感覚入力を重視する訓練によりADLの自立に到達し得る」という結論

に達し，ADLの阻害は，回復可能（代償も含む）な高次脳機能障害が主要因で，いまだ回復し得るとの判断が示されている．発症後2年が経過しているこの事例で「ADLの自立に到達し得る」と，回復の可能性を全てのメディカルスタッフが共有することは，詳細な治療目標の共有以上に意味があることであり，各部門の看護・治療成果を信頼し，共有する礎となるものである．もし1人でも「回復は困難」と考えるスタッフがいれば，治療目標は絵に描いた餅になり，各部門の看護・治療は無意味なもの，効果は一時的なものとの認識が表出し，チームや治療の信頼性が欠落してしまうからである．

　理学療法士は，本事例は回復し得るとの基本認識に立脚したうえで，共有する目標を達成するために，患者の社会生活に不可欠なADLは何か，そのADLを遂行するためにはどのような身体機能・運動能力が必要でなにが不要なのかを考えていく．そのうえで引き出されていない潜在機能・能力の発掘とその改善を目的として治療を行い，必要なADLが遂行できるだけの身体機能・運動能力を改善・向上させていくことになる．また，カンファレンスで示されているように，本事例のADLの大きな阻害因子となっている高次脳機能障害に対し，左からの感覚入力を意識しながら治療を行うとともに，言語聴覚士よりフィードバックを受けながら，言語聴覚士によって治療された成果を理学療法場面に取り入れていくことになる．さらに，理学療法によって獲得された身体機能や運動能力は看護師に報告し，病棟でその維持・向上を図ってもらうべく指導を行っていく．訓練室での訓練はたかだか60分の治療であり，獲得した身体機能や運動能力を維持するためには，看護師の協力なくしてはあり得ない．このようにして獲得された理学療法の治療成果は，共通のADL自立に目標を置く作業療法士に逐一報告し，より高度な実用性のあるADL獲得に向けた治療を実施する．また，作業療法上あるいはADL遂行上必要と判断された身体機能や運動能力について作業療法士からフィードバックを受け，その治療にあたることになる．

　このように理学療法も，全てのメディカルスタッフとの相互関係の中にあり，この関係の中で治療が行われてはじめて理学療法の効果が退院後の患者の生活で活かされるのである．理学療法が単独で治療した結果改善した身体機能や運動能力では，退院後の生活の中では宝の持ち腐れであって，その身体機能や運動能力を日常生活で応用できて初めてリハビリテーションの中の理学療法の意義が見いだされる．このようなことからも，理学療法士は，決して理学療法あるいは理学療法士が単独でリハビリテーションの目標が達成できるものではないことを理解しなければならない．

作業療法士の役割

　作業療法は，人が自らすすんで何かを行うことが，治療になったり，社会への適応能力を高めるという点に注目したアプローチである．したがって，医療現場では治療目標が達成されるような作業をする機会を，患者に提供することになる．

　作業が治療になる場合は2種類ある．1つは，機能回復を促進して障害を軽減するために作業を使う場合で，これを治療的アプローチと呼ぶ．この事例では，左片麻痺という運動障害の軽減を治療目標に，中枢神経麻痺の段階に合わせて，麻痺側を動かし，回復を促進するような動作を含む作業を提供する．また，空間認知障害に対しては，空間認知のための能力を使うような作業を，簡単なものから始めて，複雑なものへと高めていくことになる．

　もう1つは，障害を受けた機能を他の機能や道具で代償しながら，作業をすることに慣れるという場合で，これを代償的アプローチと呼ぶ．この事例では，発症前に両手を使って行っていた作業を，右手だけで行えるように，さまざまな工夫を考える，あるいは空間認知障害があってもできるように作業手順を簡略化したり，必要な援助の内容を具体化して介護者に伝えることなどである．

　作業療法では，個々の患者の生活にとって大切な作業は何かということに注目する．この事例の女性が，発症前に家事一切を自分で行っており，障害をもった後も自分で家事を行いたいと思っていたり，そうする必要があるときに，作業療法では家事の練習をする．具体的には，料理や掃除や洗濯や買い物などの中から，どの作業を優先して練習するかを患者と話し合って決定する．もし，料理ができるようになることをもっとも優先するのであれば，左手で野菜を押さえたり，蓋の開閉時に容器を保持できるように訓練する（治療的アプローチ）．あるいは，材料を切るときに固定器具付のまな板を使ったり，びんのふたをあけるときに調理台の引き出しに容器を挟み，体幹で引き出しを圧迫して固定するなど，右手だけで料理を行う訓練をする（代償的アプローチ）．しかし，この事例の患者が発症前に家政婦を雇っていて，これからも家事は家政婦に任せたいと考えているなら，家事訓練は実施しない．この場合，家事は患者にとって自分が行いたい大切な作業ではないからである．この患者の大切な作業が，音楽コンサートや展覧会に出かけることであれば，作業療法士は，患者にとってアクセスしやすい会場や催し物を調べて紹介したり，外出時のボランティアを獲得するための方法について練習したり，外出訓練として公共交通機関を利用する訓練を行う．

　作業療法士は，患者の生活の中の大切な作業を探り，その作業を行うこと

ができるために必要となる能力を分析し，患者がその作業をできるようになるための援助をするという役割を担っている．作業療法士は運動機能や認知機能を評価するが，それは単にその運動や認知という機能を改善させるためではなく，患者がしたいと思う作業と結びつけるためである．治療的アプローチと代償的アプローチは併用する場合もあるが，ある時点ではどちらかに力点が置かれる．その決定は，リハチームの中で必ず共有されなければならず，各専門職の見解を持ち寄って行われるカンファレンスを通して，患者の意向，回復の予測，治療経過，退院時期，退院後のリハサービスへのアクセスなど，さまざまな要素を考慮して決定される．

言語聴覚士の役割

　言語聴覚療法では，まず患者の言語面や非言語面，コミュニケーション面，その他の認知面などの検査を実施して，患者の抱える問題の評価・診断を行う．その後患者とリハビリテーションチームで検討した長期目標に沿って，短期目標や訓練プログラムを立てて，訓練や援助を開始する．基本的には，①言語機能そのものを回復させるための援助，②実際の会話場面でのコミュニケーションの仕方を練習したり，言語以外の手段を利用・促進させたりすることで，実用的なコミュニケーション能力を高めるための援助，③言語障害によって生じる心理・社会面の問題への援助の3つの側面に分けられる．これら3側面は互いに関連し影響を及ぼし合っているため，厳密に分けることは難しいが，どの側面の援助を優先させるかは，言語障害の種類や重症度，抱える問題，価値観，必要性，発症からの経過時期などによって異なる．

　この事例は，左片麻痺で，言語障害は認められないが，コミュニケーションという観点から考えると，話のつじつまが合わない，話の要点を他の人にわかるように説明できないなどの問題がみられるようである．このような右半球損傷によるコミュニケーション障害の特徴は，話にまとまりがなく回りくどい，自分の症状を適切に把握することが難しい，聞き手の状態に構わずに唐突に話し始める，相手の立場や状況を考慮して話すことが難しいなどである．つまり基本的な言語機能は保たれているが，言語運用の仕方やコミュニケーション態度に問題があるため，言語聴覚士が関わる場合もある．現在のところ，右半球症状のみを総合的に調べる検査はなく，既存の失語症検査を利用したり，言語聴覚士が必要な検査を独自に作成・実施することによって，患者の問題の詳細を把握する．その後どのような訓練や援助を行うかは，患者の症状や必要性，希望，性格などによって異なるが，たとえば，①話の順序や道筋をきちんとたてて人に伝える訓練，②聴く態度に欠けていることや不注意な点があることなど，自己の症状を把握するための訓練，③家族ら

に対する，患者の症状や対応法の説明，④可能であればグループ訓練を通して，他の人とのコミュニケーションの仕方を学ぶ練習などを実施する．

具体的には以下のような方法が考えられるであろう．

上記の，①話しの順序や道筋をきちんと立てて人に伝える訓練としては，たとえば4コマ漫画や情景画を利用して，順序よく説明することのほか，おもしろさやオチについても話してもらう．また，その直接的な内容のみでなく，その前後についても推測して，話のつじつまが合うように説明してもらう．長い話をまとめてきちんと伝えるための練習としては，いくつかのステップからなる行動の手順説明を行う．本事例は1人暮らしを希望しているため，たとえば，ある料理の作り方，買い物の手順（買い物のリストアップも含む），コンサートチケットの予約の仕方，旅行の計画の立て方などについて説明してもらう．これらの課題は，患者の趣味や今後の生活の仕方に合わせて工夫する．

②自己の症状を把握するための訓練としては，たとえば，買い物の手順のメモを作成し，そのメモを見ながら行動してもらう．また，メモ用紙には患者の症状を簡単に（箇条書き程度）書いておき，必要に応じてそのメモを見てもらうことで，行動に気をつけることを促す．たとえば人との会話時に，ときどきそのメモを見ることで，会話の仕方に気をつけてもらうことができる．

③は，患者の家族など周囲の人々への面接も大切である．言語障害は目に見えるものではないため，脳障害による症状であることがわかりにくく，しかもその症状の詳細までは理解されにくい．そのため家族らにも症状や対応法をわかりやすく伝えることが必要である．しかしながら，家族らに対応する時の注意点などを説明しても，頭では理解できても，実際の行動の変化には結びつきにくい．たとえば家族が患者に対して苛立ったり，過度の援助をし過ぎるなどの問題が生じる．このような状態は，患者と家族双方にとって，大きなストレスになる．また発症からの経過が長くなるほど，言語機能の改善の幅は少なくなるが，徐々ながら改善は続く．したがって，1回のみの面接で終わるのではなく，必要に応じて家族らへの面接の機会を設けることが大切となる．本事例は1人暮らしを希望しているため，ホームヘルパーや地域の民生委員などの関与も考える必要性が生じるかもしれない．

④のグループ訓練については，まず言語障害の程度が比較的軽度な人たちでのグループを構成する．そのグループで，たとえば，患者が関心を持った新聞記事や出来事を，他の人にわかりやすく説明してもらったり，ある事柄について皆で話し合ったりする．また，事前に準備をしたうえで，ある事柄について発表してもらう．この場合には発表後に，発表の仕方や話し方につ

いて，他の参加者からコメントしてもらうこともよい．グループの司会は言語聴覚士が行っても，患者に交代で実施してもらってもよいだろう．

　このようなリハを進める過程で大切なことは，スタッフ間でのコミュニケーションを取りやすくしておくことである．普段からコミュニケーション環境をよくしておくと，患者の言語・コミュニケーション面の改善にとって必要な情報を他のスタッフから集めるときにも役立つ．たとえば，上記の②のメモ作成に関しては，患者および他のスタッフと相談して，メモに必要な行動を見いだすことができる．また，家族らへの面接の際も，他のスタッフと連携を取り，チームで取り組むことが不可欠である．さらに，患者とのコミュニケーション抜きにリハを進めることはできないが，コミュニケーション障害自体，他のリハスタッフにとって理解しにくいようである．各スタッフに，患者の症状や改善の様子，有効な対応法を伝えることも，コミュニケーションの専門家である言語聴覚士の重要な仕事の1つである．

　右半球損傷によるコミュニケーション障害から生じる問題は，一見消失したように見えても，失行や失認と同様に，環境が変化すると，再度問題となる場合がある．本事例のように，自宅退院し自立した生活を送っていても，本人の希望があり，外来通院に支障がない環境であれば，通院頻度は徐々に減らしながらも，長期間にわたって日常生活の様子をチェックしたり，問題が生じていないかどうか継続的にフォローしていくことが大切である．

4　チームの成員たる職種

　前項では，チーム医療のありようをイメージしやすいと思われるリハビリテーション医療を例にあげ，各職種の教育と役割を紹介した．もちろん，チーム医療はリハビリテーション医療にのみ存在するのではなく，今日の医療機関では多様な職種が協働していて，患者の必要に応じてさまざまな関わり方をしている．

　本項では，先にあげた以外の各種医療従事者の資格とその制度（教育），役割を紹介する．

● 管理栄養士・栄養士

（1）資格と制度

　管理栄養士は，厚生労働大臣の免許を受けて，「管理栄養士」の名称を用いて，「傷病者に対する療養のための必要な栄養の指導，個人の身体の状況，栄養状態などに応じた高度の専門的知識および技術を要する健康の保持増進のための栄養の指導並びに特定多人数に対して継続的に食事を供給する施設に

おける利用者の身体の状況，栄養状態，利用の状況等に応じた特別の配慮を必要とする給食管理およびこれらの施設に対する栄養改善上必要な指導等を行うことを業とする者」と定義されている．

栄養士免許を取得した後，栄養士としての一定期間の実務経験を積むか，あるいは管理栄養士養成施設を卒業後，国家試験を受ける．養成施設における教育内容としては，管理栄養士の専門領域の基本となる能力，必要な知識・技能・態度といった総合的能力，栄養・給食関連サービスのマネジメント能力，健康の保持増進と疾病予防のための栄養指導を行う能力などを養うほか，チーム医療の重要性を理解し，他職種や患者とのコミュニケーションを円滑に進める能力の涵養をめざすこととされている．専門の基礎知識として，社会・環境と健康，人体の構造と機能および疾病の成り立ち，食べ物と健康，専門的知識として，栄養学（基礎と応用），栄養教育論，臨床栄養学，公衆栄養学，給食経営管理論などを修める．

栄養士とは，「都道府県知事の免許を受けて栄養士の名称を用いて栄養の指導に従事することを業とする者」とされ，厚生労働大臣が指定する栄養士養成施設（大学，短期大学，専門学校（2年制））において，2年以上栄養士として必要な知識および技能を修得すれば資格が得られる．栄養士は，病院の他，学校や老人ホーム，保育園などで，給食の献立作成や栄養指導を行う．

（2）管理栄養士・栄養士の役割

わが国の疾病構造が生活習慣病中心となって久しい．予防のための日常の食生活の指導をはじめ，病院においては，一般食（常食）や，糖尿病・腎臓病・高血圧症などの治療食の献立の作成，嚥下困難患者に対する摂食支援，患者に対する栄養指導と栄養指導を必要とする患者と家族を対象とした患者会活動の支援まで，栄養士の関わりは重要度を増している．治療職を必要とする患者の場合，医師との協働はもちろん，病棟においては常に食事に患者の注意が向くように，看護職との密接で良好な協働が求められる．

● 薬剤師

（1）資格と制度

薬剤師法によって規定される国家資格であり，4年制大学で薬学の正規の課程を修めて卒業後，国家試験を受験し合格すると，申請により薬剤師名簿に登録され，厚生労働大臣から免許が与えられる．試験科目は，基礎薬学，医療薬学，衛生薬学，薬事関係法規および薬事関係制度に関することである．高度化する専門性と業務の多様化などにより，薬剤師の資質の向上を目的として，平成18年度入学生から修業年限は原則6年間になる．

卒後教育としては，日本薬剤師会，都道府県薬剤師会や地域支部薬剤師会

において研修会が開催されている他，薬剤師の資質向上をめざして，民間の研修も（財）日本薬剤師研修センターなどが行っている．薬剤師は，病院・診療所の他，薬局，製薬企業などで活躍している．

（2）薬剤師の役割

1988年に薬剤師の業務が保険点数として認められる以前，薬剤師は院内の薬局に駐在し調剤業務を行うというイメージが強く，患者との直接的なかかわりが希薄であり，他の職種との接触機会も少ないため，臨床的には医療チームの一員としての位置を認識することが困難な職種であった．しかし，現在は患者・医師・看護師などに対するドラッグインフォメーション（DI），病棟における入院患者に対する服薬指導・薬歴管理，院内における薬品管理などが日常化することによって，臨床医療チームの一員としての活動の範囲は格段に拡がっている．最近では，薬剤師のアドバイスにより医師が外用薬の処方を変えることで，認知症の皮膚掻痒症患者に対する身体拘束が解消されたという実例もある．

また，医薬分業が図られることによって外来患者の院外処方が拡がり，医療機関の薬剤師と開業薬剤師の間にも，合同勉強会の開催や，稀少薬剤の在庫の振り分け（予め薬局で分担を決めておき，稀少薬剤を在庫しておく）といった，新たな協働関係が発生している．介護保険においても薬剤師の居宅支援は「居宅療養管理指導」として給付対象とされている．

薬剤師法第1条には「薬剤師は，調剤，医薬品の提供その他の薬事衛生をつかさどることによって，公衆衛生の向上および増進に寄与し，もって国民の健康な生活を確保するものとする」と規定されており，医療機関外の薬剤師も含めて，臨床医療チームの一員として，本来の期待される機能を果たすべき時期にきている．

歯科医師／歯科衛生士

（1）資格と制度

歯科医師は，歯科大学を卒業し，歯科医師国家試験に合格して，厚生労働大臣の免許を受ける．教育内容は，臨床上必要な歯科医学および口腔衛生に関して，歯科医師として具有すべき知識および技能である．

歯科医師は免許を受けた後も，1年以上大学もしくは大学の歯学部もしくは医学部の附属施設である病院（歯科医業を行わないものを除く）または厚生労働大臣の指定する病院もしくは診療所において，臨床研修を行うように努めるものとするとされており，臨床研修は法的には努力義務となっていたが，平成18年4月より研修医制度が必修化（1年間の研修期間中は研修施設以外での診療行為を規制）された．

歯科衛生士は，歯科予防処置，歯科保健指導，歯科診療補助を業務として行う．高校卒業後，厚生労働大臣または文部科学大臣が指定した歯科衛生士養成所や歯科衛生士学校で，所定の課程を修了し，国家試験を受験する．教育の内容は，医学に関する基本的な知識のほか，口腔衛生学，栄養指導，歯科臨床大要，歯科予防処置，歯科診療補助，歯科保健指導などを学ぶ．

(2) 歯科医師・歯科衛生士の役割

2000年の介護保険の開始を契機として，高齢者の居宅を舞台とする訪問歯科医療のケースが増加している．高齢者にとって，食事は咀嚼・嚥下という機能面の問題ばかりではなく，人生の楽しみという側面もあり，患者のQOL向上のためにも，予防と治療からなる歯科医療は必要不可欠なものとされる．高齢者の多くはさまざまな合併症を有することから，医師・看護職・介護職などと密接な関係を持ちながら，医療施設の内外において良好な協働環境を創出する試みが各地で行われている．

診療放射線技師

(1) 資格と制度

診療放射線技師は，「医師または歯科医師の指示の下に，放射線を人体に照射〔撮影を含み，照射機器または放射性同位元素（その化合物及び放射性同位元素またはその化合物の含有物を含む）を人体内に挿入して行うものを除く〕することを業とする者をいう」と規定されており，医師，歯科医師と診療放射線技師のみが人体に放射線を照射できる．また，世界放射線技師会（ISRRT）によると，画像部門もしくは放射線治療部門の重要分野（ペイシェントケア，技術の利用，線量の最適化，臨床責任，組織化，品質保証，教育・訓練の7分野）を統合する専門家とされている[4]．

診療放射線技師養成機関（大学，短大，専修学校）で3年以上診療放射線技師として必要な知識および技能の修習を終えた後，国家試験を受験する（外国で日本の放射線技師に相当する免許を受けた者で厚生労働大臣が認めた者も受験資格を得られる）．教育の内容としては，基礎分野と専門基礎分野（人体の構造と機能および疾病の成り立ち，保健医療福祉における理工学的基礎および放射線の科学・技術）のほか，専門分野としては，診療画像，核医学検査，放射線治療，放射線安全管理などに関する技術と知識を学ぶ．

(2) 診療放射線技師の役割

レントゲンによってX線が発見された1895年以来，放射線は医療現場にとって不可欠の存在である．「診療放射線技師は，その業務を行うにあたっては医師その他の医療関係者との緊密な連携を図り，適正な医療の確保に努めなければならない」とされているが，医師以外の職種との直接的かかわりが

比較的希薄なため，これまでは医療チームの一員として意識されにくかった．しかし，現在では医師の指示による診断のための撮影はもとより，透視下で実施される各種治療や，放射線治療を行う医師とともに働く，高度な知識と照射技術を有する専門技術者，つまり医療チームの一員として直接患者やスタッフと関わることのできる技師の育成が強く望まれている．病室におけるポータブル撮影などのために病棟を訪問することもあり，予防・検診活動に参加する機会は多いので，実際には看護職や検査技師など医師以外との協働も日常的に行われている．

臨床検査技師

(1) 資格と制度

臨床検査技師養成施設あるいは大学等の指定された学校を卒業した者が，国家試験を受けて資格を取得する．大学において，医学または歯学の正規の課程を修めて卒業した者と，獣医学，薬学，保健衛生学の正規の課程を修めた者や，衛生検査技師[*1]免許資格を得るための科目を修めて卒業した者でその他必要な科目を履修した者は受験資格が認められている．

教育の内容としては，基礎分野，専門基礎分野に加えて，専門分野として，臨床病態学，形態検査学，生物化学分析検査学，病因・生体防御検査学，生理機能検査学，検査総合管理学などの知識・技術を学ぶ．

(社)日本臨床衛生検査技師会は，厚生労働省に臨床検査技師の定義にある「医師の指導監督の下に」を，「医師の指示」にすること，申請免許による衛生検査技師を廃止することといった要望書を提出している．

(2) 臨床検査技師の役割

臨床検査技師は，臨床検査業務を通じて国民の健康増進に寄与するもので，病院のほか，研究所，保健所，検査センターなどで活躍している．診断と治療に必要な精度の高い検査データを医療チームに提供することにより治療に参加する．医師の正確な臨床診断も，検査技師の協力なくしてはありえないといえよう．検査技術の高度化と多様化により，その業務範囲は拡大している．

その他福祉スタッフ（MSW・PSW，社会福祉士，介護福祉士）

(1) 資格と制度

病院や保健所など医療領域で働くソーシャルワーカーは，病気や怪我がもとで起こった経済的，社会的，心理的な問題について相談を受け，問題解決の手助けをする福祉の専門家であり，専門とする領域により，一般医療領域での相談援助を専門とする medical social worker：MSW と，精神科領域

での相談援助を専門とする psychiatric social worker：PSW 精神医学ソーシャルワーカーの2つに分けられる．

次に述べる「社会福祉士」の国家資格がなくても，医療機関で働く MSW になることは可能であるが，「社会福祉士」資格を MSW の採用条件とする医療機関は増加している．PSW については，平成10年度より「精神保健福祉士」として国家資格となった．

社会福祉士は，福祉サービスが必要な人のために，専門的な知識や技術により相談や助言などの援助を行う社会福祉の専門家である．医療機関の他，公的機関や社会福祉施設などでも活躍している．

福祉系の大学で指定科目を履修あるいは一般大学を経て一般養成施設を卒業する，あるいは社会福祉の現業職（行政機関の職員に限る）の経験年数が5年以上，指定施設で相談援助業務に4年以上従事し一般養成施設を卒業後，国家試験を受験するなどのルートで資格を取得する．教育の内容は，基礎分野（心理学，社会学，法学，医学一般）に加え，社会福祉に関する知識とその援助技術（社会保障，公的扶助，地域福祉老人福祉，障害者福祉，児童福祉，社会福祉援助技術，介護概論）などを修める．

介護福祉士は，専門的知識および技術をもって，入浴，排泄，食事などの介護を行うとともに，介護が必要な人や介護者に対して指導を行う．養成施設を卒業するかあるいは介護福祉士試験に合格して資格を取得する．教育内容は，社会福祉および家政などに関すること（社会福祉概論，老人福祉論，障害者福祉論，リハビリテーション論，社会福祉援助技術，社会福祉援助技術演習，レクリエーション活動援助法，老人・障害者の心理，家政学概論）と保健衛生・介護などに関すること（医学一般，精神保健，介護概論，介護技術，形態別介護技術）である．

（2）福祉スタッフ（MSW・PSW，社会福祉士，介護福祉士）の役割

福祉職は，憲法第25条で保障される生存権を医療現場において保証する職種であると考える．広い意味での医学教育（医学・歯学・薬学・看護学など）に根拠を持たない職種であることから，医療チームの中では，当然福祉サイドからのアプローチによって所期の機能を果たすことになる．

福祉関係のスタッフについては，設置基準や行為の保険点数化が困難であるため，その必要性は早くから認められながらも，一般的には医療機関には稀な職種でもある．保健・医療・福祉の連携あるいは統合の必要性が叫ばれる今日，これらの福祉スタッフは医療専門職との協働の機会が増大している．しかし，教育課程の中では医学・医療に関することを多くは含まないため，病名や医療のテクニカルタームを共通理解できるとは必ずしも限らない．そのことによってスタッフ間でのコミュニケーションの取り方が難しかっ

り，チーム内の共通認識の形成が困難な状況になることもある．福祉職として，福祉の領域から患者に関わるので，医学的教育は不要との論もあるが，それでは医療チームの一員として機能することは難しい．とくにMSWとPSWについては，医学一般，臨床心理学など，必要最低限の医学的教育は不可欠である．

　介護保険の開始を機に，キーパーソンとして介護支援専門員（care manager：CM）が誕生した．CMは，ベースとなっている医療・福祉の資格はさまざまであるが，いずれにしても，利用者とサービスを結びつける要であり，要介護者と介護者に対する効果的援助を実施することはもちろん，介護保険制度そのものの成否を左右する存在でもある．利用者とサービスの調整役であると同時に，介護保険に関わる全ての職種間の調整役としての機能が，CMには期待されている．

　以上，代表的な医療従事者を紹介したが，他に「視能訓練士（1971年）」「義肢装具士（1987年）」「臨床工学技師（1987年）」「救急救命士（1991年）」など国家資格を有する職種と，協会認定資格ながら非常に重要性の高い「臨床心理士」などがある．医療機関においては，できるだけ多くの異なる専門的視点を持ち寄って，患者のよりよい療養を支援できる体制を整えることが重要である．その前提として，協働する各職種の教育と機能に関して一層の理解が望まれる．相互理解のうえに相互干渉が行われ，患者中心の医療サービスが展開されるのである．

---

*1 昭和46年法律改正で「臨床検査技師，衛生検査技師等に関する法律」が施行され，この法律で「臨床検査技師」の資格が誕生し，臨床検査技師は診療の補助として採血および生理学的検査ができるようになった．「衛生検査技師」（昭和33年衛生検査技師法で誕生）には採血行為は認められていない．

文献
1) 大橋正洋・他：頭部外傷のリハビリテーション—身体合併症の対応と長期展望．臨床リハ，**1(6)**：511-516，1992．
2) 石倉　隆："みかけのプラトー"出現要因の検討．藤田学園医学会誌，**19**：225-228，1995．
3) Thomsen IV：Late outcome of very severe blunt head trauma：A 10-15 year second follow-up. J Neurol Neurosurg Phychiatry，**47**：260-268，1984．
4) ISRRT：MRT, Radiographer. 1993／診療放射線技師の役割．日本放射線技師会雑誌(別冊付録)，**48**(576)：7-15，2001．

Ⅳ-1．分担執筆
　　医　　師：土肥信之　　　　　作業療法士：吉川ひろみ
　　看　護　師：三重野英子，小野光美　言語聴覚士：吉畑博代
　　理学療法士：石倉　隆

（4.チームの成員たる職種）鷹野和美

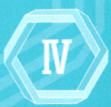

Ⅳ チーム医療の実際

2．地域医療におけるチーム医療

（吉澤　徹）

1 地域医療におけるチーム医療の必要性

1）患者中心のチーム医療

　近年「患者中心の医療」が叫ばれるようになってから久しい．

　筆者は病床数300床規模の地域中核病院で一般内科医として地域医療に携わっているが，地域医療の最前線ではチーム医療の必要性を日々痛感する．医師同士あるいはさまざまな職種の連携がうまく機能しないために，充分な医療サービスを受けられず困窮している患者や高齢者を眼や耳にする機会がしばしばあり，その都度愕然とする．そこで提供されている医療は「患者のため」と唱えられながら，実は「医療者中心の医療」であることが少なくない．

　地域医療において「チーム医療」がなぜ必要なのか？　筆者の考えでは，現代の多様化・高度化した医療・福祉領域の現場ではチーム医療によってはじめて患者が最大の効用を得ることが少なくないからである．ことに高齢者の在宅医療においては疾病ばかりでなく，介護や経済さらには家族関係といった複雑かつ深刻な問題をも抱えている．認知症（痴呆）高齢者ではなおさらである．これらの多様な患者のニーズに，たとえば医師などの1つの職種だけで応えることは困難であり，保健・医療・福祉・行政などあらゆる職種がチームを組んで協力して問題解決を図ることが望ましい．チーム医療がうまくいかなかった場合，その不利益を受けるのは患者自身であることを医療者は忘れてはならない．「患者中心の医療」とは，本来は患者を主体とした「患者中心のチーム医療」であることに気づかねばならない．

2）高齢者在宅療養環境の変貌

医療技術の高度化

　かつては，医療チームでは医師が常にその中心的役割を担ってきた．それは病院医療に代表されるように急性期医療では医療・医学的管理が占める比

重が非常に高かったことによる．高齢者慢性期医療においても，かつての在宅医療は医師と看護師による訪問診療が主で，他の職種や福祉サービスが関与することがほとんどなかったことから，医師が唯一のリーダー的存在であった．

近年，医学の進歩と医療技術の高度化に伴い医療現場の様相は変貌した．医師が診断・治療・リハビリテーションなどの診療機能を発揮するためには，臨床検査技師，放射線技師，理学療法士（PT），作業療法士（OT），言語聴覚士（ST）などのコメディカルと呼ばれる専門職の協力が不可欠である．

福祉サービスの増加

さらに高齢者在宅療養を取り巻く福祉サービスの状況も大きく変わりつつある．平成12年の介護保険制度の施行以来，介護が社会的に認知されたことも手伝い，地域差はあるものの介護福祉サービスは増加した．そして長期的ケアを必要とする在宅高齢者に関わる職種は，以前と比較にならないほど多様化した．

ケアマネジャーの役割

在宅ケアを円滑に進めるためには，サービスを受ける高齢者を中心として多職種が連携する必要がある．高齢者自身ではサービスをうまく調整することができないことから，介護の現場では，現在，介護支援専門員（ケアマネジャー）という新しい職種が正式な制度として位置づけられ，実務において大きな役割を担っている．今後，高齢者在宅療養ではこのケアマネジャーがリーダーとなり，医師をはじめとする多職種がこれに協力していく体制が望ましい．高齢者に医療は不可欠ではあるが，生活を支えるのは実は医療ではなく介護であることを医師は十分に認識する必要がある．医師は高齢者の医療面からのサポート役に徹して，看護・福祉・介護職と協調していく姿勢が求められる．

医療・福祉チームを育てる環境作り

高齢者在宅療養の成就のためには，高齢者ばかりでなくその家族もが決して絶望したり行き詰まったりすることのない，セーフティーネットを張り巡らすことが急務である．そのためには多職種で形成されるチーム作りが必須であり，このチームがうまく機能するか否かで，在宅ケアの質が決まるといっても過言ではない．これは医療者個人の努力だけの問題ではなく，地域社会のシステムの一環と捉える必要がある．そして今後はこのような医療・福祉チームを育て維持する環境づくりが，行政の重要課題となろう．

② 地域医療の現場におけるチームアプローチの実際

急性の疾患や外傷に罹患した高齢者の実際の診療経過を追いながら，各病期でのチームの構成メンバーやリーダーには誰が相応しいかも同時に考える．

● 発症〜急性期

　　88才女性．発症前まではごく軽度の高齢認知症を認めたものの，近所に住む娘が何かと世話をして1人暮らしを続けていた．クモ膜下出血のため救急搬送され，救急処置と緊急検査が各種施行された後，緊急の開頭下のクリッピング手術が行われた．手術は順調に行われ，術後経過は順調で集中治療室を経て一般病棟へ移った．

　この時期は疾患急性期であり，いわゆる高度救命救急医療が施行されている．

　救急搬送されて救急蘇生を受ける状況下では救急隊員，医師，看護師のチームプレーが行われ，その中心は医師である．車中の救急隊員との連絡開始時点から医師がこのチームのリーダーであり，救急隊員は医師の指示の基に搬送中必要な蘇生術を行い，病院到着後も医師が先頭となって救命処置や各種検査を行う．次いで開頭手術にあたっては脳外科医，麻酔医，手術室看護師，医用工学士などがチームを形成する．ここでリーダーになるのは手術自体では脳外科医であるが，患者の全身管理という点では麻酔科医である．脳外科に限らず全身麻酔の手術においては，常に手術を担当する外科医と麻酔・全身管理を行う麻酔科医とが協力し合う．血圧低下や心停止などの不測の状況下では麻酔科医がリーダーシップを発揮して危機を乗り切ることも決して希ではない．

　術後の集中治療室（ICU）では，看護師，脳外科医（病院によってはICU担当医）がチームを形成し手術の回復期を見守る．一般の病棟に移ってからも，看護師と医師が協力して患者の回復を助ける．術後急性期では全身管理を中心とした看護が重要であり，リーダーは医師であることが多いが看護師の裁量はかなり高い．また，術後早期からリハビリテーションが開始となることもあるので，このチームにPTやOTも加わることになる．

● 回復期

　術後一時期，せん妄がみられたりもしたが，概ね経過は順調であり，介助で歩行も可能となり，排尿・排便も看護師の見守りがあればポータブルトイレで行えるようになった．食事もセッティングしてもらうと自力で摂れるようになった．リハビリテーションを続けるために療養型病床群へ移ることになる．

　術後経過が順調で手術合併症もないことが確認されると，クモ膜下出血治療の中心はリハビリテーションとなる．高齢者が転倒した際などに起こる大腿骨頸部骨折の術後なども全く同様である．すなわち血圧などの全身状態に

注意を払いつつ，可能な限り身体機能を回復させるためのリハビリテーションが治療の主眼となる．医師は降圧剤や術後発症しやすい痙攣に対する抗痙攣剤を処方したりすることはあるが，治療行為そのものは減る時期である．医師の役割は，①クモ膜下出血および開頭手術という大きな侵襲に曝された患者の全身状態を見守り，②その後遺症に対して必要な治療を行い，③疾病の再発予防に努めることであると言えよう．

替わって，リハビリテーションに関わる職種が治療の主役となってくる．PT，OT，ST らが行う訓練が中心となるが，患者が1日の大半を過ごすのは病室であることを考えると，その生活に関わる病棟の看護師やヘルパーなどの果たす役割も大きい．つまり，どのようなケアを行うかで患者の身体機能が左右されかねないからである．そしてリハビリテーション治療の方針決定においてはセラピストの見解が重要視される．

●維持期（退院準備期）

療養型病床群でリハビリテーションを続けた結果，歩行は安定して1人でトイレへ安全に移動できるようになった．尿失禁で下着やトイレを汚すことなども格段に減った．食事は自分で配膳車まで取りに行けて，こぼさずに1人で食べ，きちんと片づけることができるようになった．脳卒中後遺症に加えて，入院療養が長期化したためかうつ的な訴えが増えたため，軽い抗うつ剤を開始したところ著効した．こうして，記銘力障害はあるものの病棟ではほぼ問題なく生活できるようになったので，退院して在宅療養することを検討したが，本人と娘が1人暮らしに強い不安を示したため，介護老人保健施設での療養を経て自宅へ戻る方針となる．

入院リハビリテーションがほぼゴールに近づくこの時期は疾患慢性期とも呼ばれる．原因疾患にもよるが，患者の療養方針が主治医を交えて検討される時期である．すなわち，在宅療養が可能か，もうしばらく療養型病床群などの病院療養が必要か，それとも介護老人保健施設を経てから在宅療養を目指すのか，あるいは在宅療養は困難で介護老人福祉施設などの施設療養へ移行するのか，という判断である．この判断を医師だけで行うのは不可能であり，ときには危険でさえある．最良の道を選択するためには，殊に障害を抱えた高齢者の在宅療養を真剣に検討するためには，患者に関わる全ての職種がそれぞれの立場から意見を述べる必要があり，医療ばかりでなく福祉にも精通している MSW〔medical social worker〕や CW〔case worker〕らが入院早期からチームに参加していることが望まれる．そして患者とその家族にもっとも相応しいと思われる選択肢を提示すべきである．情報の共有化や解決困難な問題を検討するために随時カンファレンスなども実施すべきであろ

う．患者が社会的に大きな問題を抱えている場合などには，行政の福祉職が加わることも必要である．この場合，患者のQOL〔quality of life〕の向上を前提とすべきであり，施設や行政が互いに責任の押しつけ合いをすることがあってはならない．

●在宅へ向けて

　患者は，介護老人保健施設（以下老健）へ移った．当初は環境が変わったこともあってか，再び軽度のせん妄がみられたが間もなく落ち着いた．老健での暮らしは順調で患者は徐々にではあるが自信を持ち始めた．笑顔を見せることが多くなり，挨拶の声も大きくはっきりしてきた．病院入院中からPT，OT，MSWなどにより退院前の自宅訪問が行われたが，老健入所後にはさらに本格的に在宅療養を見据えた準備〔discharge coordinate〕が開始された．介護保険の調査も行われ，「要介護3」と認定された．脳血管性認知症のため健忘が増悪しているので自宅での1人暮らしを支えるためにデイサービスや訪問看護，ホームヘルプサービスの導入についてケアマネジャーが調整している．患者は自宅へ帰る日を心待ちにしている．

　老健では，医師は入所者の病状に責任を負う重要な存在である．しかし本来老健は在宅復帰を目指して生活し，リハビリテーションを行う施設なので医師がその中心に座するべきではない．老健では介護福祉士，看護師，リハビリテーションスタッフなどが主役である．これらの職種が入所者の身心の状況を注意深く観察しながら直接あるいは間接的に援助することが，入所者の機能回復を助け，在宅復帰への大きな原動力となる．

　患者が在宅療養に移行する場合も同様である．障害をもったり，認知症を抱えた高齢者の日々の生活を支えるのは，医療ではなく介護的な支援が主である．各種の福祉サービスを導入することが必須であり，それを連携させ調整するケアマネジャーの存在なしではもはや在宅療養は語れない．

　そして在宅療養においてはサービス調整ばかりでなく家族との連携が重要である．介護保険が導入された現在でもなお日本の高齢者の在宅での介護を現実的に支えているのは"家族"である．障害を抱えた高齢者やがんの終末期の患者が自宅で暮らすことは，"家族"を交えたチームアプローチによって初めて可能となる．

③ 情報を共有することの大切さ

> コミュニケーション不足による問題

　チーム医療のキーワードの1つはコミュニケーションであり，その目的は患者の医療情報を各職種間で正確に共有することである．今日，医療現場で生じる多くの問題は，コミュニケーションの不足に因るところが大きい．

- 患者－医師
- 患者－コメディカル
- 医師－コメディカル
- 医師－医師
- コメディカル－コメディカル

　これらの間で，うまく情報が交わされないことによるトラブルは後を絶たない．コミュニケーションが不十分であるために発生する医療事故も多く，マスコミを賑わすような深刻な事例も少なくない．たとえば医師の書いた伝票の文字が読みにくかったり，電話などによる口頭連絡の伝達ミスで誤った薬剤や分量が患者に投与されるのはその代表例と言えるし，手術患者の取り違え事故や別の患者に点滴を行ってしまう事故も然りである．医療事故の分析はここでの本旨ではないが，コミュニケーションの観点から少しばかり具体的な例をあげてみる．

　［例1］胃潰瘍で治療中の患者が腰痛のため整形外科医院を受診した．ところが患者が胃潰瘍の既往を告げなかったため，胃潰瘍には本来禁忌であるNSAIDs（非ステロイド性消炎鎮痛剤）が医師から処方された．内服したところ，胃潰瘍が増悪して大量に吐血して救急搬送された．（患者－医師間）

　［例2］NSAIDsを内服すると気管支喘息発作（アスピリン喘息）を発症しやすい高齢者が腰椎圧迫骨折を受傷して整形外科に入院した．整形外科医は内科のカルテには眼を通さず，内科医にも連絡しなかった．入院後腰痛に対してNSAIDSの坐薬を使用したところ，患者は重篤な喘息発作を発症し呼吸不全に陥った．（医師－医師間）

　［例3］脳梗塞後遺症で入院治療をしている70歳代の男性患者の妻が，ある日主治医に呼び出された．ようやく介助歩行ができるようになった患者と妻に主治医は退院を促した．その前日，妻はPTからあと1カ月くらいはリハビリテーションが必要と聞いていたので驚いた．しかも最近MSWから在宅療養の説明を受けたばかりで，まだ何の準備もしていないため，老夫婦は途方に暮れた．医師はPTやMSWと全く連絡を取り合っていなかった．（医師－コメディカル・MSW間）

　［例4］体重減少と食欲不振を主訴に内科を受診した55歳の患者が，内視鏡検査の結果，進行した胃がんを発見された．とても神経質な男性だったので主治医は患者の妻と相談した結果，患者本人には「がん」という病名を告げないまま，手術療

法の相談目的で外科へ紹介した．ところが内科主治医が患者本人に「がん未告知」である旨をカルテに記載していなかったため，外科医は患者本人に「がん」という病名を告げてしまった．患者はひどく落ち込み，うつ状態となった．（医師―医師間）

[例5] 高齢者が脳梗塞で総合病院へ入院となった．付き添ってきた家人は病歴を，①外来の予診担当の看護師，②外来担当医，③入院担当の病棟看護師，④入院担当の医師，⑤MSWらに全く同じように尋ねられて，同様の説明を5回行いすっかり疲れてしまった．（医師―コメディカル―コメディカル間）

> 診療記録による情報の共有

各職種間で円滑にコミュニケーションを行うための方策の1つが，診療記録を上手に用いた情報の共有である．ここでは「1患者1カルテ方式」と「POMR（問題志向型診療記録）」について概説してみたい．

1）1患者1カルテ方式

筆者の勤務する諏訪中央病院では，従来から「1患者1カルテ方式」を採用している．これは，文字通り1人の患者につき外来カルテは1冊，入院カルテも1冊とするシステムである．外来では1冊の外来カルテフォルダの中に内科，外科，皮膚科などの患者が通院している全ての科の外来カルテが納められ，外来で行った全ての血液検査や各種画像診断のレポート，病理検査結果などが，診療科にかかわらず時系列で添付される．入院した患者が複数科で治療を受ける場合でも入院カルテは1冊であり，各診療科の医師は統一規格のカルテに診療録を記載する．レントゲンフィルムや心電図などカルテに入りきらないものは「マスタージャケット」と呼ばれる大きな袋に入れられて保存される．そしてこれらのカルテやマスタージャケットは，全て中央管理されている点が特徴である．ゆえに各診療科の医師は他科の診療録を自由に閲覧できるし，各種検査結果を参照することも自由である．

筆者がかつて勤務した大学病院ではこの1患者1カルテ方式ではなかった．外来では内科，外科，産婦人科など各々の科が自科のカルテやレントゲンフィルムをそれぞれ所有しており，各外来にはそれぞれカルテ置き場が設置されていた．入院した場合には診療科毎に全く仕様の異なるカルテを採用しており（カルテフォルダもカルテ用紙も異なる），内科から外科へ転科した場合には別のカルテに切り替えられるのが常例だった．

診療とは本来，1人の患者の身体的変化を時系列に捉えることが重要であり，ときには他診療科の診療録や検査データが大いに参考になる．他科医師の記述内容をヒントとして診断が確定することも希ではない．しかしながら1患者1カルテでない場合には，同一病院の中においてさえも情報の共有化が難しい．たとえば，他診療科でどんな検査を行っているかわからなかっ

ために，同じ日に3つの診療科を受診した患者がそれぞれの科でほぼ同一内容の採血を3回されたという笑えない話を耳にしたことがある．

今日，コンピュータによるオーダリングシステムの進歩により検査や処方内容などの情報は各科で共有されつつあるが，それだけでは解決できない問題が山積している．

この1患者1カルテ方式が真に目指す理念は，前述のように医療情報の共有化にある．これまで複数診療科間の医師同士での医療情報の共有化について述べてきたが，同一診療科内での多職種間の情報共有化も同様に大切である．すなわち医師，看護師，リハビリテーションスタッフ，薬剤師，栄養士などの専門職が必要な情報を常に迅速に共有できなければならない．入院中の患者の情報が1カ所に集中管理されていないと全く意味をなさない．各職種が各々の部門で患者情報をファイルしているのであれば，それは各診療科で医師が別々のカルテを所有することと何ら変わりはない．

それでは1患者1カルテ方式が採用されていれば，それで各職員間の情報の伝達や共有がうまくゆくかというと問題はそれほど単純ではない．1患者1カルテであってもカルテ上でのさまざまなコミュニケーションの断絶が起こり得るのである．その原因としては，

①各職種が記載するべき患者情報をきちんと記載していない．たとえば担当医が治療内容，患者への説明内容などをカルテにきちんと記載していないと，他職種は治療方針や現在の病状などを知ることができない．情報が担当者の頭の中にしか存在しなければ，他職種はその都度知りたい情報をそれぞれ問い合わせるしか術がなく，極めて効率が悪い．

②記載されていても読みにくい．たとえば，字が汚い，コメディカルが理解しにくい英語・ドイツ語・ラテン語，専門用語，略語などで記載されていることはその代表例である．

すなわち，診療記録は情報を他職種に伝えて共有するという態度で記載しないと"記載した本人にしか理解できないメモ書き"になってしまうおそれがある．残念ながらこのような診療記録を頻繁に見かける．とくに専門医学用語や医学略語は科が異なると医師でも解らないものが多い．

③カルテに必要な情報が記載されていても，それにきちんと眼を通す習慣がなければ情報があっても何の役にも立たない．他科や他職種への関心を持たなければ，たとえば入院サマリーや看護サマリー，あるいは禁忌薬剤がないかどうかを常に気にかける姿勢がなければ必要な情報を看過することになる．

要するに1患者1カルテ方式であっても，①そこに記載される内容が不十分だったり，②記載された事項が他者には理解不能だったり，③他職種の情

カルテ上のコミュニケーションが取れない理由

報に無関心・無頓着であったりすると，結局患者の医療情報を有効に活用できないという結果に終わるということである．②と③は相関があり，他職種には読みにくい記録（②）であるが故に，他科・他職種の診療記録を読まなくなる（③）傾向がある．そして現実には診療科ごとに医師の診療録，看護記録，薬歴管理，リハビリテーション記録などが別々に記されていて，そこでは全く情報が共有されていないことが多い．

結局，1患者1カルテ方式とは，"診療記録におけるチームアプローチの実践"と言える．1患者に1カルテという形式が大切なわけではなく，情報を各種専門職間で共有することが本来の目的である．多忙な業務に追われる中でのカルテ記載には，確かに多くの困難が付きまとうが，さまざまな工夫を重ねて可能な限り自分の得た診療情報を他職種に伝える姿勢を基本としたい．

それを効率的かつ合目的的に行う方法論の1つが「POMR（問題志向型診療記録）」である．

さらに，現在国内で進みつつあるカルテの電子化は"情報の共有化"に関しては，かなり多くの問題を解決できる可能性があり，期待される．

2）POS（問題志向型システム），POMR（問題志向型診療記録）

POMR：problem-oriented medical record とはアメリカの Lawrence L.Weed（1968）が提唱した POS：problem-oriented system に基づく診療記録である．日本語では問題志向（指向）型診療記録と訳される．同様に看護記録を PONR：problem-oriented nursing record と呼ぶ．約30年前に紹介されて以来 POS，POMR は日本でも広く知られており，徐々に普及し，浸透しつつあるのでここでは概略を述べる．詳細は参考文献などを参照されたい．

POS とは患者の持つ医療上のさまざまな問題点〔problem〕に着眼し，それらを解決するために，その患者に対する最良の扱いを目指して各医療従事者が共同して努力する作業システムである．これは患者の問題を，患者の側に立って，患者のために考え，患者の問題に医療者側の視点を合わせ，心を合わせ，努力を合わせてその問題を解決することである．つまり，POS とは患者を中心にしてケアするシステムなのである．

そして患者の問題を明確に捉え，その問題解決法のプロセスに沿って看護，介護することを問題志向型看護ケアまたは患者ケア〔problem-oriented nursing or patient care〕と呼ぶ．

このシステムは，① POMR の作成，② POMR の監査，③記録の修正の3

段階によって構成されている．これはデータを集め，プロブレム・リストを作成して問題解決の計画を立て，それを実行し，オーディット（監査・評価）するものである．この方式は単なる新しい診療記録の作成方法ではなく，作成した記録を監査し，完全なる科学的診療記録とし修正し，患者の実際のケアに役立てることを目的とする．

POMRはPOSを有効に運用するための診療記録であり，5つの基本的要素から構成されている．

　① Data（基礎データ）
　② Problem List（問題リスト）
　③ Initial Plan（初期計画）
　④ Progress Notes（経過記録）
　⑤ Discharge Summary（退院サマリー）

である．

POSのプロブレム・リストには医師や看護師だけでなく，さまざまなコメディカルが参与するべきとされている．その結果，患者の抱える問題点や全体像がより明確化する．すなわちPOMRというプロセスの中で医師や看護師をはじめ多職種が1人の患者の問題を分かち合い，解決のための方法を考えるのである．多くの職種が参加して患者の全体像が判ることで，チームの1人ひとりが果たすべき役割も明らかとなる．そしてこれら各職種間で情報交換が積極的に行われ，連携することで患者が受ける医療の質は確実に向上する．そればかりでなく，このPOMRをうまく活用すれば各職種がお互いに教育し合うことも可能であり，チームの各メンバーのレベルアップという効果も期待される．

医療においても情報開示が重要視されるようになってきた．このように作成された診療記録が患者に公開され，このチームに患者も加わることが今後求められよう．医療者だけがコミュニケーションを図るのではなく患者との間にも平等な関係を構築すべきであり，医療者と患者が共に考えながら歩む真のインフォームド・コンセントが必要となろう．この医療者と患者の共調は疾病の理解・教育指導，治療方針の選択や終末期医療のあり方といったさまざまな場面での展開が予想されるが，患者自身も巻き込んだ問題解決志向がPOSの神髄と言える．むしろ，疾患と戦う患者が実は自身の病状についての情報をほとんど得ていなかったこれまでの医療現場が異常ではなかったか？

さらに言えば医師の診療のあり方も再考を要する時期に来ている．これまでスタンダードだった臓器別専門科診療ばかりでなく，患者の問題解決に焦点をあてた形態を重視すべきであろう．すなわちPOSに沿った医師の診療

形態が理想的であると思われるが，近年注目されつつある「総合診療方式」とはその理想型の1つと言える．

　総合診療という概念は，近年顕著になってきた臨床医学の極端なテクノロジー志向や，先進技術の担い手としての専門医指向，病気を見て患者を診ない専門細分化の弊害に対する反省から生まれた．つまり臓器や疾患を選ばず，1人ひとりの患者のニーズに対応した全人的な医療を行うことを指す．

　つまり「総合診療方式」とは，医療テクノロジーの有用性と限界についての正しい知識を持ち，患者の価値観，心理・社会的ニーズにも十分配慮した合理的な臨床診断を行い，予防医学を重視した効率的かつ総合的な医療を目指す形態である．そしてこれはチーム医療の理想の具現型とも言える．誤解のないように付言すれば，総合診療方式とは単に病院に「総合診療部」を有することではない．もちろん核となるべき総合診療部が存在することは大いに結構なことであるが，その部門だけが総合診療を行うのではなく，病院職員全体がこの総合診療という理念を共有しながら邁進する姿勢こそが肝要である．筆者の勤務する病院でもそのような考えから現在は「総合診療内科グループ」が中心となって総合診療方式を推進している．総合診療の詳説は他書に譲るが，今後地域においてこのような診療形態を備えた医療機関が増えることが切望される．

④ 地域医療で望まれるチームアプローチのあり方

　これまでの日本の医療は，疾患急性期の治療ばかりが優先されてきたため，チームのリーダーは常に医師であり，そのための弊害も決して少なくなかった．超高齢社会を迎える日本では今後，重い障害を抱えた高齢者が増え続けることになる．また生活習慣の変容のために，複数の慢性疾患を抱えた患者も増加しているし，核家族化の影響で高齢者の1人暮らしもめずらしくなくなった．このように患者の背景やニーズが多様化している日本で，これまでのような医師中心・疾患の急性期治療中心の診療形態では患者や高齢者の真の問題解決を図ることは困難であり，まずチーム医療を導入するべきである．

　そして，これまで述べてきたように，急性期入院治療，慢性期入院治療，施設療養，在宅療養，外来診療の各局面では，医療・福祉に関わるさまざまな職種が協力し連携して，その現場でもっとも相応しいチームリーダーを創り出すべきであろう．その際には患者の病状や環境に応じて，あたかも車のギアチェンジを行うように次々とチームのリーダーが交替していく柔軟性が望まれる．

　医師は医療・福祉チームの中ではとかくリーダー視されがちであるが，医

師の往診が障害をもった高齢者の生活を支えているわけではなく，在宅療養においては医療は数多くあるサービスの一部に過ぎない．医師自身が自分自身のチームにおける役割を冷静に認識して，チームが最大の効果を生み出す立場に徹するべきである．そのためには医師の意識変革が切に望まれる．チーム医療の目標は患者の幸福にあり，チームの中心は常に患者本人とそれを支える家族であるべきことを決して忘れてはならない．

それでは，高齢者の在宅療養の理想的なチームアプローチとはどのようなものだろうか？ その1つのお手本とも言えるデンマークのシステムを次項において紹介する．

5 デンマークの高齢者在宅療養におけるチームアプローチ

チーム医療ではその理念とともにマンパワーと予算の確保も大切である．チームがその力を発揮するのに必要な環境が整備されなければ名前だけのチームになってしまうし，チーム自体も恒常的に機能しない．またチームがどんなに高い理念を持っていても，メンバーが不足していればチームはいずれ疲弊してしまう．チーム医療とは必要なハードとソフトがきちんと整備されて初めて実現するのである．その好例をデンマークから学んだのでここで紹介したい．

1）デンマークにおける高齢者医療の転換

デンマークでは，高齢者医療の現場において医療と福祉のチームアプローチが成功したことで，①病院への社会的入院の減少，②在宅療養の充実，という成果を得た．今から20〜30年前まで，デンマークの高齢者ケアは病院や特別養護老人ホームのような施設療養が中心であった．高齢者が自宅での療養を希望してもかなわず，しかもその施設環境は恵まれているとは言い難い状況であった．施設で暮らす高齢者のQOL（quality of life＝人生・生活の質）は低い一方で，医療費は高騰して社会問題となっていた．

そのような社会背景からデンマークは高齢者のケアの場を，病院・施設から在宅へと大きく転換した．それに先立ち，福祉制度を担う地方自治体は在宅ケアのマンパワーとハード面を充実させることに砕身した．本格的な在宅ケアのためのチームアプローチを開始したのである．

筆者が滞在したハメル市は人口1万人．24時間訪問介護・看護サービスが開始されたのはデンマークの自治体の中では比較的遅い方で，1990年頃であった．それ以前は家庭医らによる24時間の診療体制は敷かれていたものの，

介護・看護力は不充分で要介護高齢者が自宅で生活することは困難であった．そのため介護力不足が理由で自宅へ戻れない大勢の高齢者が県立病院にいわゆる「社会的入院」をしていた．

障害をもった高齢者が自宅で暮らせるように，ハメル市は県立病院と協力して，

　①訪問看護・介護チームの充実（24時間対応と1日最長12時間のケア）
　②訪問看護・介護チームで対応困難な場合のショートステイサービス
　③地域での慢性期リハビリテーションの充実
　④コンタクトパーソン制度（入院中から介入する訪問看護師）
　⑤長期に及ぶ社会的入院に対しては自治体（市町村）が県に罰金を支払う
　⑥自治体代表と病院代表が定期的に協議する
　⑦病院が家庭医療を援助する

などの努力を行った結果，約10年間で県立病院の社会的入院は10分の1に減少した．

受け皿となる在宅療養の各種サービスを整備したことにより，在宅で療養する高齢者を増やすことに成功したのである．これは正にチーム医療の効用であった．

2）デンマーク・ハメル市の在宅ケアチームの実際

ハメル市には常時介護を必要とする高齢者が230人ほどいて，市は2地域に分けられ，2つの在宅ケアチームが，分担して3交代で24時間巡回している．

フルタイム換算で1日当たり102名のホームヘルパーと28名の訪問看護師（2000年7月現在），その他，配食サービス職員，清掃職員，リハビリテーション職員など多数の職員が要介護高齢者を支えている．日本と比べるとスタッフの数が多く（表4-1），時間的にも身体的にもゆとりがある．

在宅ケアは，市の中心地にある「ケアセンター」を中心に展開される．ここでは，

　・訪問介護
　・訪問看護
　・補助器具および住宅改造
　・住宅提供
　・配食サービス
　・送迎サービス
　・地域リハビリテーション（作業療法，理学療法），レクリエーション

表 4-1　ハメル市と茅野市の高齢者福祉サービスの比較（2000 年 7 月現在）

	ハメル市	茅野市		
人口	10,330 人	54,607 人		
高齢化率	14.10 %	18.10 %		
要介護高齢者	230 人	919 人		
			在宅	施設
			649 人	270 人
ヘルパー実数	102.1 人		71.2 人	39.8 人
要介護高齢者 100 人あたりのヘルパー数	44.4 人		11.0 人	14.7 人
訪問看護師実数	27.7 人		23.6 人	22.1 人
要介護高齢者 100 人あたりの看護師数	12.0 人		3.6 人	8.2 人

＊茅野市の要介護高齢者は要介護 1～5 までの総数．
＊茅野市の施設は，特別養護老人ホーム，老人保健施設，療養型病床群（医療＋介護）の総数．

　　　・ショートステイ
　　　・医療機関との連絡
　　　・機関紙や各種広報の発刊

などの，高齢者福祉に関わるほぼ全てのサービスの窓口となっていて，これらがスムーズに連携・機能している．どの市町村もほぼ同様のセンターを持っていて，国全体でシステムが整備されている．このケアセンターに象徴される，①ハード面の整備と②スタッフ数の恒常的な充実がデンマークの在宅ケアチームを支えている．

　そして，各職種間では情報の共有化が行われている．ケアの内容は原則的にはコンピュータに入力され，緻密に管理されている．毎朝行われるミーティングでは看護師，ホームヘルパー，地域リハビリテーションスタッフらが全員で情報交換を行っている．看護師，ホームヘルパーは携帯電話を通じて高齢者の病状を刻々と連絡し合っている．夕方，深夜の 3 交代の引継でも詳細な情報伝達が交わされる．さらに，解決困難な問題が生じた場合には家庭医へ連絡され，必要に応じて緊急往診も行われる．つまり利用者の健康状態の情報はホームヘルパーや訪問看護師の間で常に共有され更新され，必要があれば直ちに家庭医へつながる．

　全ての高齢者の自宅に分厚い「ケア・ノート」が置いてあり，中にはヘルパーや看護師のケアの内容はもちろん，医師が記した往診内容や処方された薬剤，リハビリテーションの記録も全て記入されている（医師はこれとは別に診療記録を電子カルテとしてクリニックのパソコンに保存する）．このようにホームヘルパー，訪問看護師，医師など多職種が密に連携し，きめの細か

い対応を行っていることがデンマークの在宅療養の特徴と言える．

　デンマークの在宅療養の場で，家庭医はチームの中心ではなく高齢者の医療サービスの提供者という立場に徹する．彼らは在宅ケアを支えるのはホームヘルパー・訪問看護師であることを理解しているのである．

文献
1) 橋本信也・前沢政次編：介護保険ハンドブック．医学書院，1999．
2) 石川晋介：外来診療におけるチームアプローチ．JIM, **12**(2)：121-123, 2002．
3) 前沢政次・小松　真編：介護保険活用マニュアル．南江堂，2001．
4) 日野原重明：POS．医療と医学教育の革新のための新しいシステム，医学書院，1973．
5) 日野原重明・他：POSの基礎と実践．医学書院，1980．
6) Weed LL：Medical Records, Medical Education, and Patient Care：The Problem−oriented Record as a Basic Tool, Cleveland, The Press Case Western Reserve Univ., 1969.
7) 日野原重明・井部俊子：JJNブックス　看護にいかすPOS．医学書院，1990．
8) 日野原重明：POSの原則とその新しい展開．日本POS医療学会雑誌，**7**(1)：4-6, 2002．
9) 佐賀医科大学付属病院編：診療録マニュアル，1988．
10) 佐賀医科大学総合診療部：卒後研修の手引き2002年版，佐賀医大総合診療部ホームページ．http://www.genmed.saga-med.ac.jp/
11) 田村康二：上手い！と言われる診療録の書き方．第2版，金原出版，2001．

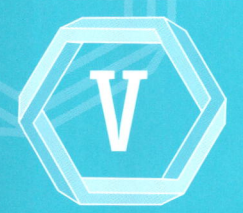

The New Theory of Interdisciplinary Team Care

V チーム医療に未来はあるか？
—チーム医療の可能性を探る—
（鎌田　實）

1　諏訪中央病院でのチーム医療の歴史

1）"病院の再生"

　1970年代の諏訪中央病院（長野県茅野市）は，地域の人々から見捨てられた，患者の来ない病院だった．当時，大きな病院は昼間の患者だけで忙しくて，「深夜の患者はお断り」というところが多く，夜中の救急患者は断られることが少なくなかった．救急車のたらい回しなどという，今では考えられないことが日本中で起きていた．深夜の救急患者さんは，本当は他の病院に行きたかったのに断られて，しかたなく諏訪中央病院に来る，そんな状況だった．

　そういう状況でも心強かったのは，やる気のある看護師がいた．検査技師や放射線技師などスタッフが，うれしいことを言ってくれた．

　「夜中でも日曜日でもいつでも，呼んでください．レントゲンでも血液検査でも，必要なことは何でもやります．」

　当時，やる気のある若手医師が諏訪中央病院へ集まって来ていた．しかし，救急医療は，単なる医師の診断や治療だけではできない．とくに近代医療は，診断・治療に関して，たくさんの専門家の力が必要であって，それがないと正確な診断をすることも，適切な治療をすることもできない．

　60床ほどの小さな病院だった．チーム医療のスタートとしては，今のように24時間体制のシステムもできあがっていなかったときに，ゲリラ的に「患者さんが来たら，いつでも，命を救うためには必要なことは何でもやりましょう」と言ってくれたスタッフの力が大きかった．こうしたスタッフの協働体制こそが，地域から見放され，評価されなくなっていた病院が，生き返っていくきっかけでもあったように思う．

スタッフの協働の大きな力

2）医療と地域とのつながり

　病院としては,「完成した病院」になっていなかった,未熟な病院だった.しかし,いい医療をやりたいと情熱あふれるスタッフがたくさんいた.完成された病院にはみえない医療の隙間というものがみえた.すでにできあがっている病院が相手にしなかった,本当に困っている人たちの発するSOSがみえた.

　たとえば,今から20数年前,在宅に寝たきりの患者さんがいるということがわかった.その患者さんたちは,以前は開業医が往診していた.開業医による往診が衰退し,病院からも見放された人たちだった.ひっそりと隠されるようにして,農家の暗がりの片隅に,寝たきり老人が寝かせたきりにさせられていた.寝たきり老人が本当にいるということは,東京から来た若い医師にとって,驚きだった.

　そこで,諏訪中央病院では1980年に「健康相談室」というものをつくって,保健師を雇い,医療ソーシャルワーカー（以下MSW）を雇って,地域活動を始めた.それまでは病院の中に医師や看護師がいて,放射線技師や検査技師,栄養士などがいるといったあたり前の形だった.まだ,病院で保健師を雇うこともめずらしく,大学病院でもあまりMSWを置いていないような時代に,地域に出ていくことを前提にした職業の人たちが,僕たちのチームに入ったことによって,病院は地域とのつながりを一層強めることになった.地域に出ていくことを仕事にする人を雇ったことによって,そこから「暮らしの中で,命をみていく」こと,「地域の中で,命をみていく」こととはどういうことなのか,地域を支えるための病院の役割はどうしたらいいのかということを,逆に,地域にいる患者さんから学び,地域で健康づくりをすることを通して,地域の病院のあり方のようなものを模索することができた.

> 暮らしの中で,地域の中で命をみていく

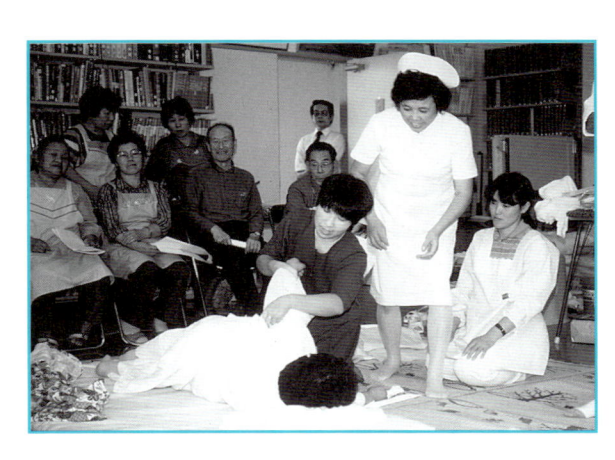

約20年前に訪問看護制度がない頃,訪問看護を始めた.そのとき鷹野和美（当時諏訪中央病院MSW）の企画で介護教室を行ったときの写真.

すでに完成された病院であれば，そういう成長の仕方はしなかったと思う．僕らの病院の場合はほとんどゼロからのスタートであった．多様な職種の人たちの力が大きかった．地域に出ていく職種の人たちが，僕たちのチームの中に入ったことが，諏訪中央病院の歴史を大きく変えた．

3) チームの地域での成長

訪問でみえてきたもの

1981年には，往診と訪問看護を病院独自の取り組みとしてはじめた．当時はまだ訪問看護の制度はなかったために，往診の保険請求はできたけれど，医師が行かない，看護師だけの訪問ケアは請求対象にならなかったような時代だった．それでもそこで得たものは大きかった．往診や訪問看護で「在宅にいる患者さんたちのいのち」というものがみえてきた．この患者さんには何が必要か，この地域にとって何が必要かということが，議論されるようになった．地域の病院はどうあるべきかも議論された．

仕事が終わったあと，有志の勉強会として始まった"ほろよい勉強会"に集まったメンバー（医師とMSWと市のケースワーカー，市の保健師と病院の保健師というように同じ職種でもそれぞれ所属の違う人たち，また，病院内外の多様な医療職種の人たち，そしていちばん重要な中心メンバーとして市民）が1つのチームとなって，この地域で何をしたらいいのかということが議論された．

"お風呂に入れちゃう運動"

そこで，「1年以上お風呂に入っていない人」が茅野市にいるという現実が，市民ボランティアの調査によってわかって，"お風呂に入れちゃう運動"というのを始めることになった．今から17〜18年前，寝たきりで1年以上お風呂に入っていない人がいるというのは，茅野市だけが特殊なのではなく，日本中がそういう時代だった．"お風呂に入れちゃう運動"のように，「地域

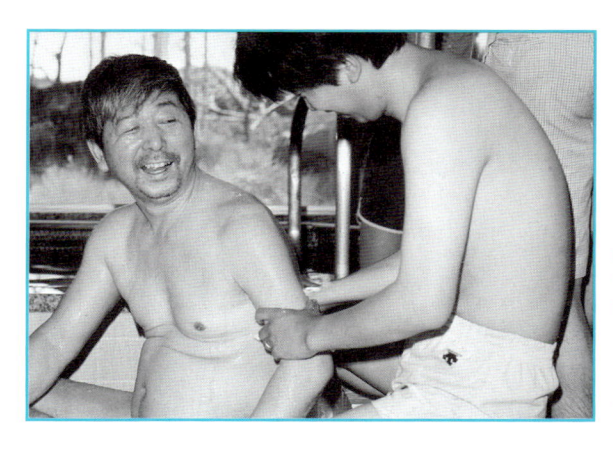

18年程前の"お風呂に入れちゃう運動"．脳卒中になって1年以上お風呂に入っていない人がいることがMSWの調査でわかった．市の保健師，社協のヘルパー，病院のスタッフ，町のボランティアがチームとなって行った．鷹野が入浴介助を行っている．このとき，鎌田も老人の背中を流した．職種を越えて汗を流した．

を観る」ことから出てきたというのは，チーム医療の新しい形をつくっていくうえで大きなことだったと思う．

　チームは自信を得た．介護しているおばあちゃんの苦労や，長い年数介護しているお嫁さんの苦労というものがみえてきた．その人たちを「たまに楽させてあげよう」，「リフレッシュしてもらわなくては」と考えて，身体障害のある高齢者のデイケアを始めた．日本では当時，精神科のデイケアが主だったが，それを障害をもった高齢者を対象として，制度をうまく利用して始めた．

地域で学び，成長したチーム

　多職種の人たちが集まって，制度がなくても，自分たちの工夫で何とかしてやろうと知恵を働かせてやってきた．困っている人や苦しんでいる人たちに，少しでも生きていることの喜びを味わえるようにしてあげたいという発想からだった．実現するためには，1人の力では何もできない．地域の人が病気を抱えながら生きていくのを支援するのに，医師の力は小さい．いろいろな職種の人の支える力の大切なことが実証された．そこで学習したことが，僕らの病院づくりに反映してきたし，同時に，病院の中のチーム医療を成長させていった．

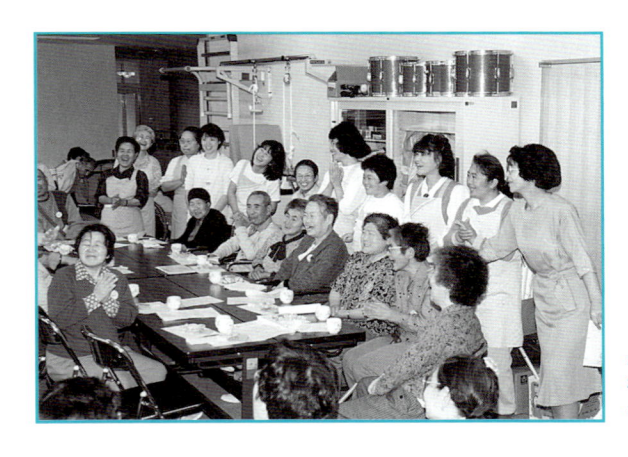

ボランティアグループ「かすみ草」によって行われているデイケア．鷹野・鎌田が中心となって18年程前に始めた．

② 病院の内部体制の工夫

1）医局を1つに，看護から副院長を出す

多大学で構成された医局

　病院の移転新築に際して，内科や外科などの分散した医局をつくらず，医局を1つにした．医師の間のセクショナリズムを予防するためにとった措置だった．1つの大学の医局からのジッツ〔sitz〕になってしまったときには，たまたま違う出身大学の人が1人2人入ってきたときの違和感がすごく大きい．しかし，初めから各科とも大学の医局が分かれている状態，ばらばらで

あたり前ということになってしまえば，1つの医局や同門の出身だからということで固まることはない．そういう体制であれば，たまに大学の医局から離れた先生が来てもまったく違和感なくとけ込むことができる．

　平成16年から研修医制度が変わる．21世紀の病院は，大学によって系列化されていくような病院の医局人事というものは少なくなるのではないか．卒業大学にこだわらずに，若い医師は最初から自由に出身大学を離れて研修を始めることが，あたり前だというようになるのではないか．お互いに縛り合うのではなく，自由にお互いに競争しながら，それぞれの大学で学んできた価値観を認め合うことによって，医療はもう少し風通しがよくなる可能性はあると思う．

> 権限と責任もいろいろな職種で持つ

　もう1つの工夫は，看護師から副院長を出したこと．病院の質・医療の質を左右するのは，優れた技術を持った医師が多数いることにかかる．それと同じくらいに，これからは看護の質が問われるだろうという考えからだった．また，看護部門は病院でいちばんの大所帯であって，その大所帯の代表者が経営に参加していないというのは，チーム医療をやっていくうえでむしろおかしいことである．経営も含めて，いろいろな職種の人たちみんなが，それぞれ等分の権限と責任をお互いに背負い合うというのが，近代病院の運営のあり方だと思う．

　チーム医療でいちばん大事なのは，いろいろな意見があることを認め合うことである．いろいろな意見が自由闊達に出ることで，新しい知恵が出てくる．多様な職種の人たちが多様な言葉で議論がされるだけでなく，違う人の，他者の"まなざし"があるということはすごく大事なことだと思う．職種が違う人のまなざしというのもそうだし，職種は一緒でも出身大学が違う人のまなざしがあるのでもいい．1人の患者さんを見ていくときに，医療はすぐにクローズになりやすい．しかし，違う人のまなざしがあることで，その病院で行われていることの透明性が高まるということになる．医療に関わる全ての人々が，うかうかしたことはできないと，医療の質を上げていくことになる．

> 違う"まなざし"の存在

　結局，チーム医療というのは，違う人のまなざしや違う人の意見が自由闊達に行き交うことが大事である．逆に言えばそれは，その病院の生命線であり，安全弁になる．病院が事故によって大変な窮地に陥ることを防ぎ，病院の質を高めていくためには，方向転換や修正をいつでも利かせ合うことができなければならない．チーム医療というものが大きなセーフティーネットの役割を持つと思う．病院には，成長していくうえでの安全弁が必要で，その意味で，多様な価値をお互いに認め合うために，複数の多様な人間が集まってきているということは非常に大事なことなのだ．

2）患者さんの選択・決定を大切にする

　患者さんが自分自身の予後や，これからの治療方針を知っていること，理解していること，家族の方も一緒に理解していること．これが，よく言われる「患者の主体化」のスタートである．諏訪中央病院では，患者さんの命は患者さんのもの．患者さんの自己決定を大切にしてきた．自己決定するためには病気のことをすべて理解していることが大切だと考えた．わかりやすく病気の説明をするように努力してきた．自己決定をしやすくするために，選択ができるように多様な治療メニューを揃えるようにした．治療だけでなく，食べ物にもこだわってきた．終末期になって，人生の楽しみ方がだんだん減っていくとき，たとえば旅行ができなくなっていく，庭にも出られない，外泊もできないとなっていく．病室で生きていくうえでの楽しみは，食事．患者さんはどんどん食が細くなっていく．栄養士が病室に行く．少しでも食べられるようにと考える．そうめんとか，食べられるものを探す．最後はアイスクリームしか食べられなくなっても，アイスクリームだけでなくて，シャーベットにするか，シャーベットはオレンジかメロンどっちにするかと，選べるメニューを出す．そうして患者さんが何を食べたいか，何を望むかということを基本にしてぎりぎりまで支援してきた．食事についてだけでなく，患者さんの自己決定・選択を優先するということを，基本として常に考えてきた．

3）ボランティアも大切なチームの一員

　僕らが「チーム医療」というとき，その中には，多様な専門職だけでなく，常に住民がいて，医療の中心に患者さんがいる．

　諏訪中央病院のハーブガーデンは，グリーンボランティアの人たちが作ったものだ．ボランティアはそれぞれが自立（自律）していて，どういう庭を作ったら患者さんが喜んでくれるか，どんな庭が作りたいかということを自分たちで自主的に議論して決めている．彼らは，病院にボランティアにきているけれど，病院からサポートされているのではなく，病院という場を使って自らがボランティア活動をするという意識が強い．病院が予算をとって労働奉仕だけをしてもらったり，必要なものを病院が揃えるというのではない．患者さんが喜ぶ庭にしようと，自分たちで決めて，必要なものは自分たちで準備して，お金はバザーで稼いで苗や種を買う．そしてすばらしい庭を作ってくれた．患者さんが欲しそうなら花を切ってあげる．自分で切って患者さんが病室に持っていってもいいことになっている．患者さんの庭だという視

点がしっかりしている．

　自分が病気になって入院したときには，きれいな庭があって，早く良くしてそこへ早く降りていきたい，降りていけさえすればさらに元気になる，そういう庭をボランティアたちは作りたいと思っているようだ．

　病気は注射や手術だけで治すのではない．優れた手術で治したり，内科医の卓越した治療のデザイン，薬の組み合わせで病気を治療していくことも病院の大きな柱であるが，病院に居て冷たく管理されるだけだと，多くの場合はナチュラルキラー細胞の活性や免疫機能というものを低下させていくものだ．ホッとさせてくれるグリーンボランティアとか，ホスピスボランティアとかがいて，入院環境がよくなれば，病気とたたかってくれる免疫細胞が増える．

　患者さんにとって良い病院はどうあるべきかということで捉えると，専門職でない人たちもチームの中に入ってくる．掃除のおばさんとか，少なくとも国家ライセンスにならないような職種の人たちも，チーム医療にとっては大事な仲間であるし，市民もチームの一端を担っているというふうに考えるといいのではないだろうか．

4）カルテと情報の共有

　1患者1カルテは，チーム医療を推進していく1つの要素として大きい．他の診療科ではどういう治療がされているかということを意識しないと，本当に正しい治療はできない．自分の診療科のやりやすさだけを考えるのではなく，患者さんにとっていちばんいい治療がどうあるべきかと考えると，やはり1患者1カルテ方式が必要である．1患者1ファイルでも常に他科の治療がみることができるので良い方法である．それぞれの診療科が，それぞれの専門職が記録しやすいように，1患者1カルテの中でどう分けていくかというのは，合理的にどう処理するかというそれぞれの施設の工夫になっていくと思う．基本的には1患者1カルテでなければ，患者さんにとってよい医療というのは，あり得ないと思う．

> 「家に居たい」希望をみんなで支える

　20年くらい前，80歳のおばあちゃんが脳卒中で倒れて，79歳のおじいちゃんが介護をするという，いわゆる老老介護の事例があった．おじいちゃんがおばあちゃんを介護するということだった．おばあちゃんがおじいちゃんを介護するよりも難しい．娘・息子がいて，娘さんも息子さんも，見捨ててはいなかった．しかし，子供たちは別荘の管理人をやっていて，30〜40分離れた山の中で生活をしていたから，介護できなくても仕方なかった．このとき，倒れたおばあちゃんがいちばんしっかりしていて，「家に居たい」としっ

かりと主張していた．

　結局，毎日，土日も含めてだれか専門職が入る必要があって，協力し合おうということになった．訪問看護師が入り，病院のPT・OTが交替で加わった．市の保健師，社協のヘルパーが，できるだけ1日1回，できれば2回，午前と午後，いろいろな職種の人たちが入ることになった．そのときに連絡帳としてノートを1冊置いて，そのノートに自分たちが得た情報や問題点を書くことで，行っている人たちがお互いの情報交換として残してきた．

　この事例では僕がいちばん消極的で，介護者が2人いない介護は長続きはしないから，このおばあちゃんは基本的には施設へ入るべきと考えた．入院しながら施設の空くのを待って，できるだけ早く施設に入ってもらう．状況的には施設入所がいいのではないかと，その当時の常識の路線を主張した．ところが，MSWと保健師が，「患者さんの望んでいるものを1回はやってみたい」ということで，在宅ケアのケアプランをつくった．

　ケアプランでいちばん大切にしたことは，患者さんが何をしたいか，どこで生きたいか，どこでケアを受けたいか，ということで，患者さんの思いを大切にした一例であった．それは単なるノートであったけれども，病院の医師，訪問看護師，PT・OT，病院の保健師，市の保健師，社協のヘルパー，病院のMSW，市のソーシャルワーカー，それにその息子・娘さんもそのカルテ記録にチームとして参加して，情報交換していった．

　いちばん大切なところは，おばあちゃんの望むことを中心に，みんなで協力し合い，支え合うということだ．これがチーム医療というもののいちばん原始的なスタイルだろう．だれもそれをチーム医療とは意識していなかったが，いちばん苦難な状態にいる，病気や障害をもった患者さんの望むことのために，それぞれの立場で協力し合う，それがチーム医療の原点だと，そのとき思った．

③ チーム医療の可能性

1) 海外医療支援から学んだチーム医療

　僕はチーム医療というものをたくさんの場面で学んだ．チェルノブイリ原子力発電所事故による被曝者のための，国際医療支援活動にかかわってのことも大きい．事故による最大の被災地を抱えるベラルーシ共和国のゴメリ州立病院で，白血病の患児のために末梢血幹細胞輸血という骨髄移植のファーストステップの治療をしようと，日本とベラルーシ共和国でいろいろ準備をしていた．国際医療支援というのは，医師の独壇場のように見えるけれども，

ここでのチームの存在価値はすごいと思った．医師の役割は大事だけれど，それはある一部分だけで，本当はもっと大きな役割を担っている人たちがいるということが，治療環境の未整備なよその国へ出ていったときによくわかった．

骨髄移植することになったが，ベラルーシ共和国には設備が何もない．無菌室だけを持っていけばいいかと思っていたのだけれど，患児は無菌室の中で生活するから，ポータブルトイレとか，トイレの紙だとか，電子レンジとか，ありとあらゆる生活用品を持ち込んだ．つまり，骨髄移植するためには，医師の技術だけを向こうの医師へ伝えて，日本の小児白血病の専門家が行って，現地で指導すればできるかというとそうではない．その子どもは，病気とたたかう患児であるまえに，生活をしている．それを支えるのは，医師よりもむしろ看護師である．日本でそういう技術と経験を持った看護師が向こうの看護師を指導していかない限りは，骨髄移植なんてできないということがわかった．また，ベラルーシ共和国では，ME：medical engineer という職種がない．いない職種の人をどうするかということが難しいところだった．医師が診断をして治療評価をするためには，検査技師（ベラルーシ共和国では医師が検査医師という形で検査を担当している）が必要となるのだが，検査医師に対するレクチャーも難しいことがあった．このような大掛かりな医療活動には，援助する側のチームに多様な専門職種がいるかということが，非常に重要な要素である．

骨髄移植を始めると，う歯が治療の妨げになるということがわかってきた．移植前にきれいにしておかないと，移植は全部うまくいっても，う歯から感染して子どもの命を取られてしまう心配がある．歯科医師や歯科衛生士といった職種の必要性というのもわかってきた．使用言語の違う多くの医療専門家が，言葉を交わしてコミュニケーションしていくうえで，通訳の存在が重

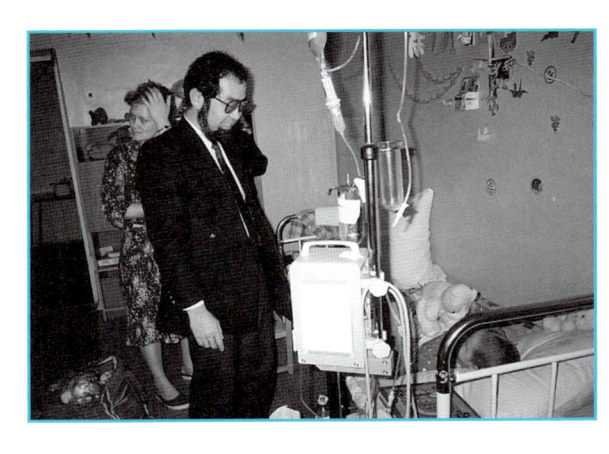

チェルノブイリの放射線汚染地帯の病院に入院している白血病の子どもを救う運動をチームで行ってきた．

要だということもわかった．僕たちが日本でやっている医療の中で，言葉というものがどれだけ大事なのかということも見えてきた．

　僕は，日本チェルノブイリ連帯基金の理事長として，チェルノブイリ医療支援活動に 62 回，医療団を派遣してきた．被曝者たちを支援するにはチームが必要なんだと確信した．チームがなければ医師の独り舞台になって，何かやれていると思っても，それは単発的な支援でしかあり得ないのではないかと，よその国へいったときに初めてわかった．その国の苦難の状況にある人とか，病に苦しんでいる子どもを助けようと思うならば，そこには現地の医療職のチームが必要だ．それを育てるには，こちらもチームでいかないといけないのだと，国際医療支援を通じてわかった．日本で医療をやっていくときにも，医療の現場では，チームがないかぎり良い医療はやれないのだということが，チェルノブイリ医療支援活動を通じてわかった．

2）チームの民主化と患者－医療者関係

　手術の時は執当医を中心に上下の命令関係が命を救うために必要なことが多い．しかし，治らない病気を継続してみていくときには，上下関係のないチーム医療の存在価値はものすごく大きい．治らないときほど患者さんや家族は辛い思いをして，それらに起因する生きるうえでの困難は 1 人のスーパーマンでは解決することはできない．そこで，チーム医療が必要になってくる．たくさんの職種が加わることで，その本人のつらさや苦しみを少しずつ緩和し，いろいろな人間がいることによってリスクを減らすことができる．

> リスクを減らし成長し続ける民主的チーム

　人間はパーフェクトではないし，一般社会と同様に必ずチームの中には不埒な人も混じる可能性がある．でも，その人もそうやって生きているわけで，それを排除することはできない．多様な人がいるということは，足を引っ張るような人もチームの中に必ずいるというのが現実である．そういった人がいても，患者さんにしんどさをそれほど味わわせないで，患者さんの不快な思いを減らすということも，チーム医療の大事なところだと思う．

　完璧な，すぐれた人たちだけ，欠点のない人たちだけがチームを組むというのは，理想だけれど，そういうものはあり得ない．お互いが理解し合って，お互いが少しずつ欠点を持っている人間として，その欠点が直接マイナス点として患者さんに影響を与えないようにするというのが，チームの大きな役割である．ついついチームを語るときには，よりピュアに，より能力のある集団にしようと思って，そのチームの中で出来の悪い人を排除しようとするけれど，それを排除しない．そういう人をも巻き込みながら，チームが成長し続けていくことが，チーム医療の形成で大事なところではないかと思う．

V-チーム医療に未来はあるか？　83

　チームが"できない"スタッフを排除しようとしていくと，そういうチームは必ず，自分たちに合わない患者さんたちを排除するという連鎖をつくりだす．チームの中が民主的で，いろいろな価値感を認め合っていくというときに，患者さんも加えた，お互いの価値観が理解し合える．僕は，そういう風に考えている．

> 風通しのよい関係をつくる

　病院というものは，患者さんを排除するときがある．「めんどうな患者さんだ」とか，「文句の多い患者さんだ」とか，ナースステーションでうわさをしてしまったりとか，医療者は自分たちの価値判断で決めつけていることがある．なぜそうなるか．病院の中にきちっとした水平の関係ができあがっていないからである．病院の中に上下関係があり，民主的な関係ができあがっていなくて，風通しが悪いから，患者さんと医療スタッフとの関係も排除の関係になるのではないかと思う．病院の中にスタッフ間で排除の関係ができない，風通しのよい関係がつくれるかというのが大事で，いい医療をするためには，水平の，風通しのよい関係が必要だとわかる．

　諏訪中央病院が，地域医療活動を本格的に始めた1980年代初頭，当時院長の今井　澄（前参議院議員）と副院長であった筆者とともに，地域医療と病院改革のアイデアを出して，それらをことごとく実現させていったのは，大学を卒業したばかりのMSWの鷹野和美（現長野大学社会福祉学部教授）の豊富な運動量だった．院長・副院長という管理職が，病院改革をリードするのはあたり前の形だが，そこにMSWが入ることによって，他の職員や地域との柔らかなネットワークを拡げることができた．同じ頃，病院ではじめて採用した保健師も看護大学を卒業したての新人だった．みんな若かったが，若いスタッフたちが発言し，計画し，実践した．みんな，いい汗をかいた時期である．老人デイケア，訪問ケア，ほろ酔い勉強会など，諏訪中央病院の黎明期の地域医療の発展は，こうした民主的な水平性に基づくチームによっ

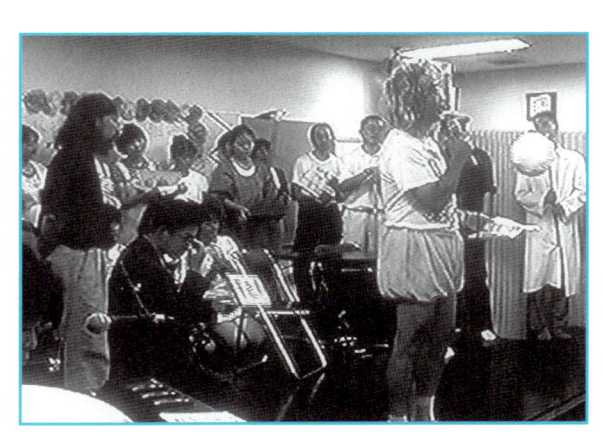

病院中の多職種が集まって町の健康まつりのときに，認知症の問題やターミナルケアを劇にして市民に観てもらう．芝居作りを通して，チームが形成されていった．
　ひげを剃らされてブルマーをはかされているのは筆者．

て実現してきた．今は病院が大きくなって，550名のスタッフの風通しをどのように作っていくか．曲がり角に来ているように思う．同じ医療哲学を共有して，医療における民主的チームの重要性を確認した日々でもあった．

3）チーム医療が医療過誤をなくす

お互いに理解し合って，語り合うことによって，医療過誤がある程度防げる．そのこともチーム医療の大きな利点の1つだ．

先に"まなざし"と表現した．患者さんに対するまなざしだけではなく，多数の違う職種のまなざしがあるということは，病院の中で専門職が相互に評価がされているという点で重要だと思う．たとえば，PTは内科の医師を評価し，内科の医師もPTを評価する．評価というのは単なる感情的批判ではない．ミスをかばい合うことでもなく，お互いが欠点は欠点として，良い点は良い点として，対等に言い合う関係ができあがっていることである．その対等な関係がないと，医療ミスを減らすことはできない．

お互いがきちっと評価をし合うということは，たとえば自分が具合が悪くなったときに自分の病院を利用するだろうかとか，自分の大切な家族の病気のときに自分の病院を利用するだろうかと考えるとわかりやすい．自分以外の他職種や他部門に対して，僕らはいつでも評価をしてきていると思う．そういうことがあたり前に行われている病院では，ミスがあってもミスを減らすことができるし，ミスを隠さずに，ミスと認識して2度目はしないという進歩をすることができる．改善し，成長できる可能性を持っている．

4）セカンドオピニオン

セカンドオピニオンは，今ではもう，あたり前のこととされている．さらにあたり前にするためには，患者さんたちが，医療を自分たちの手で変えていくくらいの気構えをもって，ひるまずに要求できるようになるといい．今は，多くの医療者もセカンドオピニオンをあたり前と思い始めているから，勇気をもって「ここで診てもらいたいけれど，もう1カ所回ってきてからここへ戻ってきます」ということ，「ここの治療方針でいいかどうか，第三者に聞いてみたい」ということを言っていい．

医療者はそういう風に言われたときに，へそを曲げるのではなくて，それが患者さんのあたり前の権利だと感じなければならない．セカンドオピニオンは医療を受ける人の大事な権利だと考えるべきである．セカンドオピニオンを要求された医療者は，セカンドオピニオンを求めてよそへいくという患

者さんを,「この忙しいときに」などと思わないこと．カルテやレントゲンフィルムなど，必要なものを全部貸し出すということを，あたり前に，気持ちよくできなければならない．

　医師だけでなく，外来や病棟の看護師も,「自分の病院を信用してないのか」と，チーム全体に不愉快な空気が醸し出されることが多い．しかし，そうではなくて，セカンドオピニオンをあたり前だという意識を，チーム全体として育てていかないと日本の医療は変わらないような気がする．

　セカンドオピニオンを受けておくということは，職場の緊張感を高め，医療ミスを減らしていく．セカンドオピニオンを受けた後，本人も納得して自己決定をして治療を受けていて，結果として助からなかったときでも，共感できるのではないかと思う．第三者の意見も同様だったということで，訴訟に巻き込まれない．患者の権利を守ってあげることが，結局は自分たちの病院を守ってくれることになる．

5) インフォームド・コンセント

　インフォームド・コンセントは，医師だけではなかなか伝えきれないことが多い．以前と違い，今では医師もコミュニケーションの技術などを学ぶようになった．しかしやはり医師は専門的な技術の習得に精一杯になっていることが多いので，チームで，インフォームド・コンセントをしっかりしていかなければならない．たとえば看護師が医師の言葉を補充したり補足して，あるいはわかりやすい具体的な例を通して，患者さんの理解をさらに高めることが必要である．特殊な状況であれば，そのうえにMSWが入るとか，疾患によってさまざまなスタッフが加わることで，インフォームド・コンセントは充実したものになる．

　今までは意見が分かれると患者さんの不信を生むということで，医師一人に説明責任があって，医師以外はあまりしゃべらないほうがいい，チームの考え方を1つにして不信感を患者さんに与えないように，医師だけを窓口として話していくべきだと言われたこともある．そうではなくて，医師が患者さんと話す席に他の専門職が加わっていて，医師の舌足らずな部分を他の職種の人たちが補充してあげることで，患者さんはより充実した説明を受けたことになる．がんの告知が行われた後，患者さんや家族の動転や悲しみに対し，医師が退席した後，心を支えてあげるのもチームの大切な仕事だと思う．

　治療の場だけが患者さんの人権を守る場でない．説明の場でも，さまざまな職種のスタッフがいることは，患者さんの権利を守るうえで大事なことである．

④ これからのチーム医療

1）地域生活を視野に入れたクリニカルパス

　急性期のクリニカルパスの場合は，日程が決まっていて，時系列的にするべきことが決まっているというものになる．一方，慢性期や回復期ではバリエーションがいくつもある．パスの存在を患者さんと家族の方が知ることは，医療スタッフも患者さん・家族も治療の目標を共通に持つことになる．そのことによって，1つの目標に向かって治療に取り組むことができる．

　本来，どんな疾患で入院したとしても，退院までの予定表，行程表というものは，患者さんに示されるべきものだ．これまでもそれに近いものを，口頭で言ってきたと医師たちは錯覚してきた．患者さんにとっては，脳卒中で倒れた急性期，「なぜ俺が」とショックに陥ったり，「冗談じゃない，なんで俺だけ」と悶々としている時期に，医師から説明を受けても，ほとんどのことは頭には残っていない．それを文書で，「どういう病気で，1週間後どういう治療をして，どういう状況になって，何カ月後にはおそらくこういう状況になって退院でしょう」と示すことは重要だと思う．

　たとえば諏訪中央病院では，心筋梗塞は，ステント挿入療法によって1週間で退院させるというプログラムがある．その通りの治療が行われているけれど，慢性疾患では退院のゴールとして，心筋梗塞のような，ある1本の行程表は示せない．そこで，どのくらいのADLになるか，可能性のある3つくらいのゴールをある程度示していけばよいのではないか．たとえば，Aが杖をついて歩行までできそうなもの．Bは車椅子になるかもしれないけれど，トイレはベッドからポータブルへ移動できるくらいのもの．Cはベッドでギャッチアップで座位，ごはんだけは自分でという場合．最終目標としてこういったいくつかのパターンを示しながらも，できるだけCじゃなくてBでいこうとか，何とか努力をしてAを狙おうとか，この方法だと患者さんと一緒に目標を確認することができえる．

　患者さんが，「Bもあり得るんだな」とか，「Cもあり得るんだな」ということを知っていた方が，本人の納得というものを得やすい．Aだけを夢見て，患者さんにむちを当てて，がんばろうがんばろうってやって，Aにならなかったのはあなたのがんばりが足りなかったから，それでCになった（この辺のことは，僕が書いた『がんばらない』（集英社）を読んでいただきたい）．そのゴールになってしまったのは，まるで「あなたが悪い」というのでは，結果としては残酷過ぎるのではないか．はじめから，Bになるかもしれないし，Cになるかもしれない．うまくすればAになるかもしれない．Aを目標

※ゴールは可能性として示す

としていても，Bになるかもしれないし，Cになるかもしれないということを言っておくことで，たとえCになったとしても本人が自分の病気に対して，受容というのが早くできやすいと思う．

　Aの目標だけを言いながらやってきたリハビリでは，こころの決着がつかない．3カ月たっても6カ月たっても，リハビリ中毒症で，人生を楽しむとか，残された動く手と足を使って，どう生きようか，どう楽しく人間らしく生きようかということにはなかなか思いがいかない．いつまでも，Aになることを夢見ながら，Cである自分を忌み嫌ったりする．こんなはずじゃないと言って，受容できないために人生を暗いものにしてしまっている．そういったことが結構多いように思う．

<small>多職種のかかわりを示す</small>

　医師に病気を治してもらいたいと患者は思っているのに，他の職種の人がある日突然現れ，想像もしない治療が始められ当惑するということがある．患者にとっても，最初からプログラムがわかっていれば，多くの職種が自分の治療に関わるのだということが理解しやすい．慢性期のパスは修正だらけでわかりにくくなるかもしれないけれど，そのパスの書かれた紙が，脳卒中になって1週間後くらいの患者さんに渡されると，患者さんにとっても家族にとってもその意味は大きいのではないか．

　日本人は他人まかせで，とくに医療の現場で「お任せ」という習慣をなんとなく持っている．お任せして最後で治らなかったときに，恨んだり，悔やんだりする．急性期を脱したところから，パスとして治療方針と内容が示されることで，自分でその病気を背負う，あるがままを認めていかざるを得ないことになる．そこから病気とのたたかいが始まるのではないかという気がする．チーム医療もやりやすくなるのではないかと思う．

　そういう意味では，慢性疾患のクリニカルパスは難しくて，バリアンスだらけで修正だらけになるかもしれない．しかし，パスが示されることで，患者さんは，何カ月後には，どういう状態で退院して，自分はどう生きるのか，ということがはじめて見えてくる．脳卒中など，完璧に元の身体に戻らない病気を診ていくためには，クリニカルパスを作成するということは非常に難しい．しかし，存在する意味は大きい．患者さんがその後の人生を豊かにしていくために，非常に意味のあるものだと思う．

<small>地域まで連続するパスが町を変える</small>

　今後は，退院までのパスでなくて，地域を視野に入れ，地域の人たちも含めたところに拡大するものとして，連続性を持ったパスにしていく必要がある．患者が地域に帰るということは，1つの理想ではあるけれども，地域に帰って，家族だけに支えさせたら両者がつぶれる．社会的な資源をどう利用するとか，地域の支援というものがどうつながっていくか，ということが大事である．入院したときから，そういうゴールを描いて，地域に帰るのだと

すれば，家族は心構えができる．どういう社会的支援を利用していくかということや，地域のボランティアをどう育てていくかということを，具体的に決めることができる．自然に絡み合って，脳卒中の地域でのパスなどが成功して，集積していけば，町が変わっていく，変えざるを得ないということになっていく．

　白内障のようなクリニカルパスを行いやすい疾患のパスをいくらたくさん集積しても，町が変わっていくというようなダイナミズムは生まれてこない．治らない病気のクリニカルパスは難しいのだけれど，だからこそ，入院中の短期間のクリニカルパスだけではない，その後へつながっていくクリニカルパスが，町を変えるほどの存在価値の大きいものになると思う．

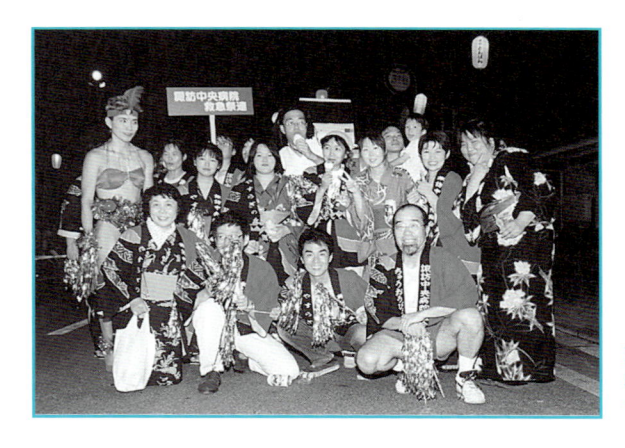

夏まつり．病院連の多様な職種が集まって町の行事に参加する．女装をさせられているのは若いドクターである．

2）患者－医療者の関係

　医師が最大の権力を握って，1対1の関係の中で治療が行われている旧来のスタイルでは，患者さんは自己決定しづらい．医師がパターナリズムによって，「オレにまかせておけ」となって，患者さんも「おまかせします」となりやすい．

　対患者関係がチームになったときに，医師には言えないようなことでも，患者さんは自分の考えていることを医療側に直接言うことができる．自分の自己決定や選択がしやすくなる．それがチーム医療のいちばんの効果だと思う．

　これまで，いい医者は自分が患者さんを支えるとか，背負っていくという意気込みでいた．確かに医者はよく働いて，具合の悪いときは24時間自分の責任でやってきたと思う．24時間責任を負うというスタイルは他の職種にはない．しかし一方で，そのパターナリズム的なものが患者さんの自己決定を阻害してきたのも事実だ．

1対1の関係だと，結局医師にねじふせられるところがあって，医者は「何でもご希望を言ってください」というのだけれども，患者さんはなかなか医師には言えない．それがチーム医療になったときに，非常にいいやすい環境というのができてくる．他職種の接し方を見て，医師も父権的に振舞うことが正しいスタイルではないということがわかってくる．チーム医療になって，医師もその全体の一部なのだと認識されたときに，患者さんにとっていちばん大事な，その患者さんの命はその患者さんのものだ，ということが明確になっていく．

　チーム医療という論理があって，それを現実に還元していくということよりも，患者さんが望むものを理解していくためには多職種の人が協力し合わざるを得ないと考えるのが妥当だろう．それぞれ職種の違う人がかかわっていくことで，協力して診療行為を行わなければならないという意味で，チーム医療は自然発生的だと言えるかもしれない．それを普遍化し，すべての医療現場や福祉の現場へ普及させるためには，論理が必要となってくる．

　本書を読むことで，チーム医療の大切さということがわかると，自分たちの仕事もやりやすくし，同時に患者さんがチーム医療によって救われるということにつながると思う．

3）スタッフ間の関係

　救急の場面のように，生きるか死ぬか，という段階では医師の統率の下で動かざるを得ない．手術室の中の仕事も同じだ．命を救うために1人の医師がコントロールタワーになる必要がある．戦争と似ているかもしれない．優れた技術とマネジメント能力が医師に要求される．それがスタンダードになって，すべての治療の現場に顔を出すようになると大きな問題が出てくる．慢性疾患の治療にそのまま救急チームの形態が持ち込まれると，ゆったりした時間の中で，医療職が同じスタンスで，同じような水平の関係で，議論をし合うということができない．慢性疾患の医療チームは，カンファレンスを重視して，自らの専門の視点から意見を出し，ときには他職種の見解に対しても意見を述べるなど，相互に補完し合うことが重要である．医師以外のスタッフをパラ・メディカルと呼ぶ医師は古くて，コ・メディカルと呼ぶ医師が新しいと言われている．しかし，医師をメディカル，他をコ・メディカルと分けて呼ぶ必要はない，全てをメディカルスタッフとすればよいのである．

　医師が他の職種の専門性を認め，助言を求め，他のスタッフはそれに応えられるように勉強するという，双方の努力が求められる．

4）チーム医療の方向

　チーム医療が本当にきちっとできれば，医療という仕事は楽しいものになる．誇り高いものになる．どんな忙しくても，厳しくても，辛くても，医療現場で働くことの意味もみえてくるように思う．治療成果を出して，数字を積み重ねれば，学会で発表できる成績は出せるかもしれない．しかし，患者の命を救ったとき，患者の命を支えたとき，一緒によかったなという相手がいなかったら，仕事の本当の意味，治すことの喜びや，人生の意味といったものは味わえない．仕事の喜びというのは，結果論ではなくて，どれだけ共感できるかということだと思う．共感というのは，他者がいるからあるわけだ．他者と一体感がどれだけ得られるか，職種の違うスペシャリストたちが，患者さんが助かったときには「よかったね」と言えて，助からなかったときも家族の方たちから「これだけやったからもう満足です」，と言ってもらえるような関係をつくることが大事だと思う．医療というものは，すべてを助けられるわけではない．ときには障害を残して治すということを前提に成り立っている仕事だ．辛い仕事だと思う．責任の重い仕事だと思う．共感がなくなった医療というのは，寂しい医療だと思う．共感を維持するためにはチーム医療しか方法がない．

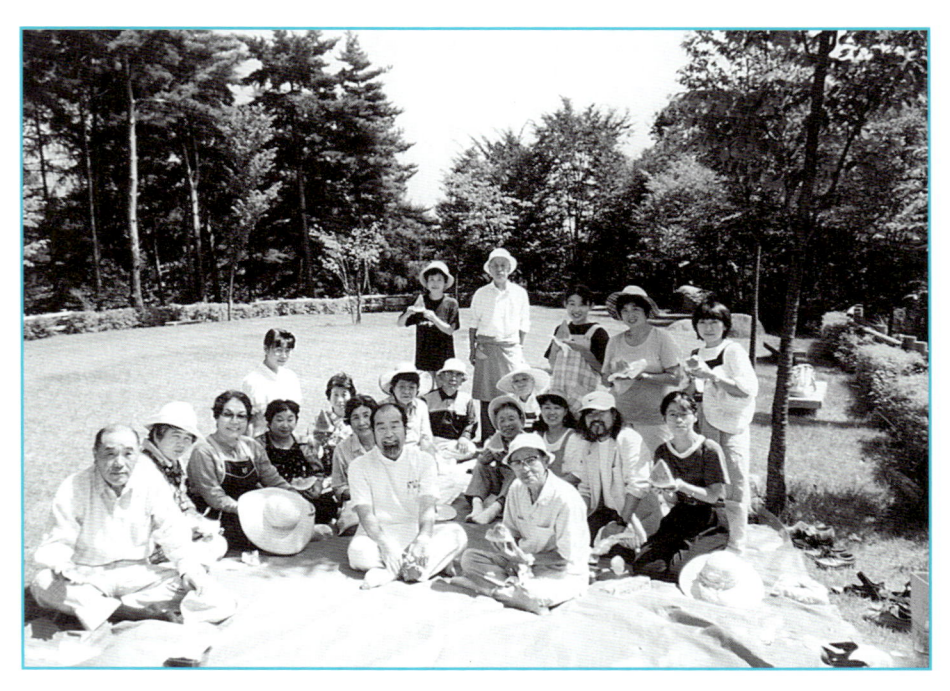

糖尿病の患者会の保健師，看護師，栄養士，薬剤師，PT，OT，検査技師が糖尿病教育に参加する．医師は内科のドクターだけでなく，フットケアなどには皮膚科のドクターも加わる．

チーム医療には，ゴールはないのだと思う．決してパラダイスのようなものはない．チーム医療をやって患者さんが少しでもよくなっていくプロセスの中で，医療をしていてわくわくするような，生き生きするような側面というものが出てくる．家族の関係が開かれ，地域に共生の意識が拡がり，この国のかたちが少し変わって，1人ひとりの人間が自立しながら，それぞれの自由を尊重し合い水平の関係が成り立つとき，医療の空間に本物のチーム医療が生まれるのかもしれない．でも，いつまでも時代が変わるのを待っているわけにはいかない．この本を利用して，できるところから手をつけていこう．「今まで，こうやってきた」という言葉に負けない，あきらめない．変わること，変えることに勇気を持ちたい．

　チーム医療というものが本当にうまく浸透していけば，医者は医者であることの楽しみがみえてくるし，看護師は看護師の，MSWはMSWとしての楽しみというものがみえてくる．そういう風になったときにはじめて，患者さんはおろおろすることなく，その人らしくあり続けながら病気とたたかうことができる．そういう意味では，難しいテーマではあるけれど，永遠の課題かもしれない．本当にできあがったチーム医療というのは，もしかしたら，まだないのかもしれない．ないからと言って，あきらめない．苦難の中にいる患者や家族のために，僕らは本物のチーム医療を目指す．

Column チームアプローチによる奏効例②

"患者の喜び"をもたらす糖尿病教室

　成人型糖尿病の治療は，薬ではなく食事や運動など生活習慣の改善が基本となる．しかしながら，多忙な外来診療の中で医師だけで患者に具体的な生活指導を行うのは困難であり，多職種によるチーム医療が必要となる．

　当院でも医師，看護師，薬剤師，検査技師，管理栄養士，理学療法士，歯科衛生士などがチームを組んで外来での生活指導や糖尿病の教育入院を施行している．内科医師・看護師は糖尿病という疾患の概念と治療法の説明を，薬剤師はインスリンを始め各種薬物療法の説明，検査技師は自己血糖測定法の説明，栄養士は食事療法の具体的な解説，理学療法士は運動療法，歯科衛生士は糖尿病で痛みやすい歯のケアについて，それぞれ専門の立場から患者にアプローチする．糖尿病教育入院中にはこれらの職種が集まってカンファレンスを行い患者に最適な治療方針を決定する．さらに眼科医師は眼病変のチェックを，皮膚科医師は糖尿病患者が罹患しやすい足病変（真菌症や壊疽）の診察と説明を行う．

　当院での指導の特徴は，患者を中心として多職種がプログラムを組むように努力していることである．たとえば看護師や栄養士による生活・栄養指導の場合患者の希望に合わせて，実施回数は1回〜4回までのコースを設けている．患者の自主性を重んじながら，患者が主体的に治療に取り組めるように各専門家が支援する．

　教育入院の場合は平均5〜6名の患者が同時に参加するが，スタッフによる数時間に及ぶ入念なカンファレンスが毎回行われ，1人ひとりの患者の問題点が丁寧に洗い出される．カンファレンスでは患者と深く関わった多職種のメンバーの間で忌憚のない意見が交わされる．

　ところで，医療者側の都合やスケジュールで一方的に医療知識の詰め込み教育が行われると患者は嫌気がさしたり，混乱してやる気をなくしたりしてドロップアウトすることが少なくない．チームのメンバーは常に患者の精神状態にも配慮し，情報を交換し共有する．当院の教室では教育に留まらず，慢性疾患である糖尿病と生涯にわたってうまく付き合っていける動機付けを確実に行い，患者に行動変容が生ずることを目的としている．

　それまでは糖尿病という名前こそ知っていたものの，その中身はほとんど解らず漠然と不安ばかりを抱いていた患者が，疾患をきちんと理解して，現在の病状も詳しく説明され，治療方針を詳細に示される．この結果，患者はほぼ例外なく自分の疾患と真剣に対峙するようになる．

　そして，この教室の一番の効用は"患者が喜ぶこと"である．それは，普段の慌しい「3分診療」と言われる外来診療の中では医師の説明を十分に理解できず，疎外感さえ感じていた患者がはじめて医療者ときちんとしたコミュニケーションを持つことができたという喜びである．この"患者の喜び"はさまざまな職種の力が結集したチーム医療によりはじめてもたらされたと言える．

〈吉澤　徹〉

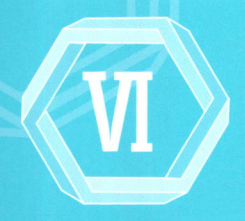

The New Theory of Interdisciplinary Team Care

VI チーム医療の教育
―患者中心のチーム医療をめざして―
（鷹野　和美）

　疾病構造の変化，家族形態の変容，権利意識の醸成，医療情報に接する機会の増大などに影響されて患者のニーズは多様に変化している．それに伴い，医療サービス提供の形態が，旧来のサービス優先アプローチからニーズ優先アプローチへと転換しつつある現在，新たな患者―医療従事者関係の視座を含めて，チーム医療の概念を再構築する意義は大きい．本章では，筆者が 2004 年度まで講義した広島県立保健福祉大学における「チーム医療論」の一部を再現して，チーム医療教育のあり方を考える際の一例としたい．

1　チーム医療の教育を考える

「チーム医療論」の講義

　わが国には，80 の医科大学（校）・大学医学部，100 を超える看護大学・看護短大（校）と大学・短大の看護学部，その他多数の医療系大学，医療系専修学校などが存在するが，それらの中で，現場の必要性のみならず，大学教育におけるチーム医療の重要性の認知度の高まりと共に「チーム医療論」あるいは類似の名称の講義を開講している医療系大学は急激に増加している．本学保健福祉学部は，看護学科，放射線学科，理学療法学科，作業療法学科，コミュニケーション障害（聴覚言語）学科の 5 学科からなる．本学の医療者教育を特徴づけるチーム医療論は，1 年次前期（15 コマ）の開講であり，全学必修科目である．前身の広島県立保健福祉短期大学では「コメディカル概論」として，各学科の臨床経験を有する教授陣により各職種の職能が紹介され，日常業務に関して相互理解を深めることを目的に開講されてきたが，2000 年 4 月の 4 年制大学開学とともに現在の名称となり，講義内容を一新した．

　講義では，集団の形成，集団力学，医療職間の関係など，社会心理学・医療社会学の知見を援用しながら，本来的に職能団体間に内在する排他性や自己肯定的思考，専門技能のヒエラルキーなどのチーム医療の阻害要因について理解を深める．次に，各職種の技能の拠って立つところを理解することで，協働の基礎を形成することを目標として，各職種の卒前・卒後教育について

表 6-1 「チーム医療」に関する学部教育カリキュラム例（広島県立保健福祉大学保健福祉学部）

授業科目名	チーム医療論（全学共通）		
開設学科	全学科	履修時期	1年前期
単位等	1単位（30時間）	科目区分	C 保健医療福祉を発展させる科目
必選区分	必修		
授業の目標・概要	保健・医療・福祉の統合が求められる社会状況の中，医療チームの成員が互いに協力して，総合的サービスを提供することが重要である．1つの問題に対して，多職種がそれぞれの専門的立場からアプローチし，意見を交換することによって全人的治療は実現する．良好な医療チームの形成は，他の専門職種を理解することから始まる．医療に関わるスタッフのそれぞれの学問体系，役割，機能，権限などを知り，相互理解を深め，症例を通して連携の方法論とチームダイナミクスについて考察する．模擬患者を利用し，カンファレンス，記録のあり方，チームによる全人的アプローチなどについて教授する．		
授業計画 授業内容	1　オリエンテーション 2　チーム医療概論（チーム医療の必要性） 3　保健・医療・福祉の連携Ⅰ（システムの連携） 4　保健・医療・福祉の連携Ⅱ（成員の連携） 5　専門職種の理解Ⅰ（理学療法） 6　専門職種の理解Ⅱ（作業療法） 7　専門職種の理解Ⅲ（言語療法） 8　専門職種の理解Ⅳ（放射線） 9　専門職種の理解Ⅴ（看護） 10　専門職種の理解Ⅵ（医師） 11　疾患と医療チームⅠ 12　疾患と医療チームⅡ 13　疾患と医療チームⅢ 14　チームダイナミクス 15　試験		
教科書	特に指定しない		
参考文献等	Eugenia L. Siegler, Fay W. Whithey『Nurse-Physician Collaboration』（Springer Publishing Company）1994		
授業方法	事前学習，発表会，単元レポート等による参加型の授業を実施するため，出席を重視する		
評価方法	レポート・試験の成績・出席による総合評価		

教授する．これには5学科の教員の他に，医師の教員が参加し，6コマをあてる．相互理解を深めたうえで，実際に医療チームが機能するのに不可欠なコミュニケーションの方法について教授するが，具体的には，患者とのコミュニケーションのとり方，医療職間の共通言語，有効なカンファレンスの持ち方，共通資源としてのカルテの記載の仕方などについて，できるだけ具体的事例を提示して実施している（**表6-1**）．

> 「チーム医療論」の演習

また，4年次には「チーム医療論演習」を開講し，1年次のチーム医療論の知識と，その後の現場実習で得た経験とを統合させ，よりよいチーム医療を展開するための方法について，模擬患者を用いて訓練を行い，また医療機

関で生ずるさまざまなジレンマ事例を自力で解決する方法に関するディスカッションなどを行う．これまで，こうした教育・訓練を経ずに臨床現場へ送り出された医療スタッフの多くは，なぜ院内に職能ごとのセクショナリズムが生まれ，そのうえ，同じ職種であっても便宜的に割り振られたはずの職場（病棟・外来・検査・手術室など）間に対抗意識や葛藤が生ずるのかなど，理解することが困難で，解決する方法を知りたかったのではないかと考える．実習を行うには多数の教員の協力と，時間が必要であるが，労力と効果を考えたとき，非常に労力対効果の高い実習であることは確かである．

　筆者が，信州大学医学部衛生学講座（現社会予防医学講座）在籍中に，互いの業務を実際に見学し，相互理解することを目的として，医学生と看護学生の合同実習（非公式）を実施した経験がある．医学生にとって，看護業務の大変さを実感する機会として非常に貴重な時間ではあるが，事後教育が不完全であれば，「看護師さんはぼくらのためにあんなに一生懸命に働いてくれているんだ」（下線，正しくは，患者のため）という間違った認識を医学生に植えつけることにもなりかねない．各医療職は，それぞれに独立したカリキュラムにより，独自性のある教育によって育成されているのであり，それを知り，尊重することからチーム医療の教育は始めなければならないと考える．

② 「チーム医療」の教育方法

1）集団の捉え方

集団の形成

　集団の形成については，「2人またはそれ以上の人々が，自分たちをその集団の成員であると定義したときに，その集団の存在が，少なくても1人の他者に認識されたとき」にはじめて集団が存在するとされるが，医療現場におけるチームは，1人の他者である患者の認識なしに想定することはできないため，「医療チームは患者の認識によってはじめて存在し，期待される機能も外的要因（患者の needs）によって規定される，他律的な集団」という性格を帯びると考える．したがって，既存の限定的なサービスメニューに患者をあてはめるという対応〔service oriented approach〕そのものに限界があり，患者の持つさまざまなニーズに従って，医療チームは編成されると考えるべきであろう．

内集団と外集団

　人は，自分の肯定的な社会的同一性を維持するために，カテゴリー間の比較を行い，自分の集団＝内集団〔in-group〕と，比較される集団＝外集団〔out-group〕を区分しようとすることが知られている．集団の成員は，内集団を肯定的にみるが，外集団に対しては均質なものと単純化して，非人間化

したステレオタイプでみる傾向があり，内集団を肯定的に見る傾向は，外集団との協働によっても消失しないとされる．また，一般的には協働によって外集団に好意を生むが，「元来競争的」であると認知されている集団間では協働によって外集団に対する好意が生じにくい傾向も指摘されている．一般の集団と同様にメディカルスタッフ間にも，内集団と外集団が存在し，集団間には互いに対抗する意識が本来的に備わっているため，「内集団＝医療機関の全ての医療従事者」と認識している場合と，「同業者のみを同一の集団の成員」とみなすかによって，チーム医療のあり方は影響を受ける．

支配―被支配関係

E.フリードソンが，制度化された専門技能の階層制〔hierarchy of institutionalized expertise〕と呼んだ，医師とコメディカルの支配―被支配関係は，コメディカルが職制上の上位者である医師に従属するということのみではなく，その保有する（と期待される）優れた知識，判断力，技術に対して従属しているという状況を指していったものである．つまり，医療従事者の中に確固たる階層制が本来的に存在することを指摘し，対称性を有する医療チームは理想的でユートピアに過ぎないとしているのである．フリードソンに代表される，専門技能の階層性の見地からは「全ての職員を含んで内集団とみなすこと」は困難であると言わざるを得ない．

> 患者‐医療従事者関係を問い直し，民主的地域医療を展開するための，患者と医療従事者の対称性の前提として，医師‐コメディカル間の対称性は不可欠の要素であると考える．医療は医師が単独で行うものという旧来の認識は過去のものとなり，近年の医療現場においてチーム医療という言葉と認識は必然的に生じてきたのである．未曾有の高齢化，生活環境と医療環境の激変，患者の権利意識の高まりなどを背景として，困難ではあるが，医療従事者の対称性に基づくチーム医療を構築しなければならない時期にさしかかっている．集団間に働く種々のネガティヴな力学を理解することにより，学生は就職後に遭遇する医療機関内での葛藤場面を的確に解決するか，あるいは未然に回避することができるよう機能する人材になることが期待される．具体的には，等価な集団間に本来的に存在する「自己肯定，他者否定」の考え方，上下関係の集団間に存在する「上位者の保守性と下位者の攻撃性」と，それを解決するための「上位者の歩み寄り」という方法などについて，十分に理解していれば，医師‐看護師間の葛藤，看護師‐ヘルパー間の反目などの解決の糸口が見えてくる．サービスの対象者を，患者という一塊の集団として見るのではなく，個々の人格を持った生活者として接することにも，こうした知識が不可欠である．

2）チームであることの意義

集団の生産性を高めるカンファレンス

　一般に集団の生産性〔group productivity〕は，「実際の生産性＝潜在的生産性－集団過程の損失」として表されてきた．潜在的生産性とは，集団の成員個々が有する能力の合算であり，集団過程の損失とは，課題解決に向かう集団の過程に生ずる非効率である．これによると，集団過程は集団であるがゆえに，生産性を上げることはできないのであるが，「集団過程の損失」の原因である，「目的の不明確性」，「対立」，「ストレス」などを減少させることにより，生産性を向上させることはできると考えられ，「実際の生産性＝潜在的生産性－集団過程の損失＋集団過程による利得」と修正されている．集団の生産性を高めるためには，共通する明確な高次の目標を共有する，できるだけ多くの異なる視点を持った従事者が集合することと，カンファレンスでのブレーンストーミング〔brainstorming〕によって創造性を促進させる必要がある．

　個々の患者と医療従事者は，1対1の応答関係を保ちつつ，オーダーメイドの医療サービス〔personal care services〕を提供することが求められる．そのためには可能な限り多くの職種の医療従事者が，異なる視点を持ち寄ってカンファレンスを行い，患者の生活に配慮した高次の目標（QOL）を共有化することで，創造的医療サービスを供給することが可能となる．カンファレンスは同時に医療従事者の知識と技量を医師に伝える場面であり，医療従

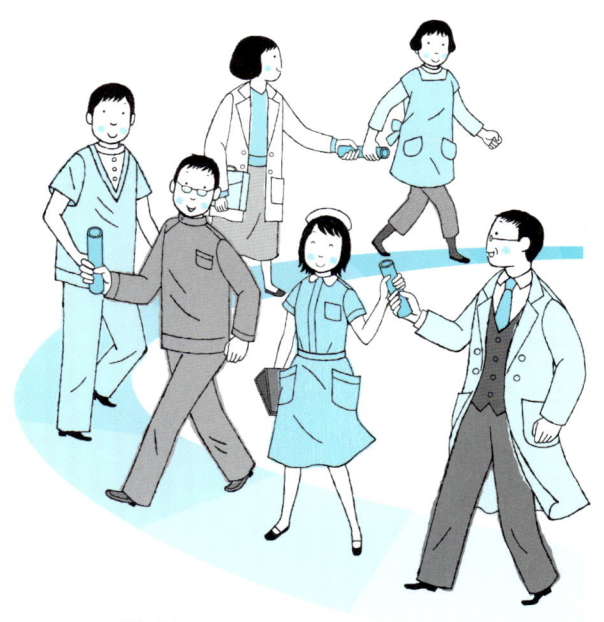

★状況に合わせて，チーム構成もチームリーダーも変わっていく

リーダーシップ
とマネジャー

事者間の対称性を得るための重要な儀式の1つでもある．

　一方，医療従事者のように高度に専門化した知識と技術を有するものが集合すると，集団内においてストレスを蓄積させ，離散や解散をする可能性が高まる．そこで不可欠な存在が，強力なリーダーシップ〔leadership〕を発揮するマネジャー〔manager〕の存在である．これは医師に固定される必要はなく，患者のニーズに依存して時々に変化することが好ましい．たとえば回復期の患者のニーズにとって，もっとも高度な知識と技能を有するリハビリテーション関係職種がリーダーシップを発揮することが望まれる．リカバリー，セルフケア病棟では看護職がリーダーとなり，退院を目指しては，医療ソーシャルワーカー〔medical social worker：MSW〕，退院後は役所のソーシャルワーカーや保健師〔public health nurse〕，訪問看護師〔home care nurse〕やホームヘルパー〔home-helper〕へ，自律生活場面では患者本人とその家族へと，その時々のニーズに応じてチームの主導権は移行していく．チーム医療では，患者の多様なニーズに応じて，常に関係者全員がリーダーシップとメンバーシップ〔membership〕の双方をもって参加することが必要である．

> 個人の持つポテンシャルが，集団になることで損なわれ，一般的には期待する効果が生まれないことが知られている．1＋1＜2というこの状況は，目的が不明確であり，チームの納得が得られず，対立がストレスを生じさせるなどのマイナス要因が働くことによる．そのマイナス要因を減少させて，集団が初期の機能を発揮させるようにするためには，共通目標と多様な視点が必要であり，その獲得はカンファレンスによって可能であることを学習し，卒後の現場において，カンファレンスをリードできるような人材に育成することを目的とする．また，患者主体の医療チームにおいては，患者のニーズを充足させるために，もっとも効果的な組み合わせのチームを編成し，その都度リーダーも変わる必要があることを学習し，リーダーシップとメンバーシップの双方を有する専門家を育成する．

3）チーム医療の類型化

　これまでチーム医療を論ずる際に用いられた，「専門技能の階層制」や「役割理論」といった道具立てによって，医療従事者間の支配―被支配関係や，コメディカルの医師に対する従属関係を明確化して，対称性に基づいた機能的なチーム医療の展開は困難であると考えられてきた．しかし，それは「伝統的な1つの形式的チーム医療というモデル」について検討した結果であって，「患者のニーズを優先させて，それに応えて編成されたチームによる医療サービスの提供」という視点と，「目的と機能からのチーム医療の類型化」は

試みられることが少なかった．

医療組織論にみるチームの３つの類型

本書では高山が医療チームの類型を示しているが，ここではそれとは別に前沢の医療組織論を援用し，チームの有する目的と機能によってチーム医療をスポーツのチームにならって，３つのタイプに区分する．前沢はチームを１型，２型，３型と類型して，わかりやすく解説している．手術室〔operation room〕に相応しい第１の型では，選手（医療従事者）はチームに属しているが，一塊のチームとしてプレーするのではなく，固定された自らの専門技能を発揮すべき場にとどまって，与えられた業務を遂行する．そしてその業務は，常に監督〔manager〕の意図するとおりに行われなければならない，指揮命令型のチームである．救急で好ましい第２の型では，選手は第１型のように自分のポジションを持つが，プレーイングマネジャー〔playing manager〕が状況を判断しながらプレー（サービス）を組み立てるもので，選手は適宜ポジションチェンジを行う．筆者が機能型チーム医療と呼ぶ第３型では，選手には固定したポジションはなく，パートナーの弱点をカバーするため，対戦相手の出方に応ずるために，ポジションと役割を臨機応変に変化させる．この３類型は，どれも真のチームであるが，行動様式の点で「何をもっともうまくこなすことができるか，何を行うことができないかという，強味と弱味の点で大きく異なり」，「個々のチームには１つの型しかあり得ないので，３つのチームの型を併用することはできず」しかも「ある型から別の型への移行は困難であり，徐々に転換することはできない」とされる．

第１型：指揮命令型チーム

第１型の場合には，医師とコメディカルの支配―被支配関係により，医師の保有する優れた知識，判断力，技術に依存して，医療サービスを提供することが適している．指揮命令型のチームには「高度に制度化された専門技能のゆるぎないヒエラルキー」が必要とされるのである．

第２型：共同体チーム

第２型は，救急では専門技能のヒエラルキーは緩やかに保たれながら，成員の自由度は若干拡大する．しかし，自由度の範囲の拡大は従事者の裁量権の拡大を意味するものではない．あくまでも医師の専門性に依拠した共同体としてのチーム医療である．

第３型：機能的チーム

第３型が，本章で検討している機能的チーム医療のタイプである．成員間の濃密なコミュニケーションによって，相互理解を深め，目標の共有化を行い，基本的に重層構造のないフラットな地位関係によって業務を遂行する．しかも，コミュニケーションはチーム内にとどまらず，患者との間で常に取られ，患者のニーズを把握したうえで，それを充足するにもっとも効果的かつ効率的なチームが編成され，刻々と変化するニーズに対応する医療サービスを提供するにもっとも相応しい従事者が主導権を取りながら医療サービスが提供される．したがって，第３型のチームの範囲や成員は患者のニーズに

依存して可変的であり，リーダーも交代で務めることになる．

> 医療チームを固定的に考えるのではなく，目的と機能によって，いくつかのバリエーションがあり，目的と場面によっては，ヒエラルキーとトップダウンのオーダーによって，スタッフは整然と機能することが求められることもあるし，対称性を備えたフラットな関係に基づいて，自由に討論して，方針や方法を決定することが望まれるケースもある．チームの運営は民主的でなければならないことは当然であるが，多様・多彩なニーズを有する患者に対して，それを充足させるべく機能する医療チームは，ニーズによって，機能によって，もっともリーズナブルな形態を取ることが望ましく，どういった形態のチームで対応すべきか考察することのできる基礎知識を教授する．

4）ディレンマとカンファレンス

行動結果と次行動の同一化

システム設計法〔system design method〕において，行動要素 A_i が行動 X_i をしたとき結果 Y_i が出るとき，これを $A_i = (X_i, Y_i)$ と表し，行動要素 A_j が行動 X_j をしたとき結果 Y_j が出るとき，これを $A_j = (X_j, Y_j)$ とする．このとき Y_i と X_j が同じならば，A_i から A_j への結合があり，$Y_i = X_j$ と表す．人を中心とする一般的動的システム S は各要素の機能と合成図式を計算する論理体系 $S = (A_i, Y_i = X_j)$, $i = 1, 2, 3 \cdots n, i \neq j$ と表現される．

つまり，医療従事者 A_i の医療行為 X_i の結果である Y_i が，別の医療従事者 A_j の医療行為 X_j と同一である場合にのみ，機能は合成されるのである．この点が形式的チーム医療と機能的チーム医療を峻別するところであり，行動結果と次の行動とを同一化するには，相互の意見交換が不可欠なのである．

機能的チームの編成の例

リハビリテーション従事者に，理学療法士〔physical therapist：PT〕と作業療法士〔occupational therapist：OT〕がある．もっともチーム医療が進んでいると考えられるリハビリテーション医療チームの成員に，両者の相違を問うと，「下肢が PT で上肢が OT」あるいは「粗大運動が PT で微細運動が OT」という，患者の身体を上下に，あるいは筋の大小で分断するような答えが返ってくることが未だにある．患者の生活の質〔QOL〕を高めるためのアクティビティケア〔activity care〕に視座を置く OT が，歩行について無関係でよいはずがなく，歩行後の生活目標や歩行する環境について PT が知らなくては有効な訓練〔exercise〕の根拠は揺らぐ．

歩行訓練中の患者が車椅子を使用して日常生活が自立している場合，通常 PT は車椅子（short term goal）から杖歩行（middle term goal），そして自立歩行（long term goal）へと順次目標を定めて訓練を実施していくが，

OTから見た場合，退院後の自宅で車椅子が使えるのであれば，そしてそれが自律的であり，患者が望むのであれば，不安定な歩行よりも車椅子を使って便利に生活する術を得ることを目的とする訓練をプログラムするであろう．この問題の解決のためには，両者は患者と家族を交えたチームを編成して，患者のニーズに即した方針を決定することになるのである．ここで顕在化する見解の相違を調整する目標設定のプロセスこそ，機能的チーム医療の根幹なのである．

協調関係を保つ意思決定の手続き

患者の生活の質という高次の目標をチームが共有化している場合には，専門性に根ざした見解が分かれるこういった場面で意見の衝突をみることになる．機能的チーム医療が実施される場合には，医療従事者が単なる協働関係ではなく，協調関係〔cooperation〕を保つことが重要である．薬剤師法には，疑わしい処方箋については，それを確かめることが義務づけられ，OT協会の業務指針には医師に対する意義申立て権が規定されているが，実行することはなかなか難しい．チームには集団的行為の意思決定の仕組みが備わっているので，常に医療チームとしての意思決定や行為決定の手続きを具体的に取り決めておくことによって，ディレンマ〔dilemma〕によるストレスを予防することが可能である．日頃から医療従事者間のコミュニケーションを円滑にするために，方針や手段に問題があると感じた場合には，子細な事柄でも議題にあげて，透明性のある民主的なカンファレンスを維持するように努力する必要がある．

共通の高次の目標を共有して集合したチームでは，個々の能力の集合体であるチームの潜在的能力を充分に発揮するために，ブレーンストーミングが必要であるが，その意味でも医療チームにとって，よくデザインされたカンファレンスは最良のツールとなる．

コミュニケーションの促進

カンファレンスにはもう1つ，成員間のコミュニケーションの促進という側面がある．コミュニケーションの機能には，情報交換，課題解決と情緒の安定があげられる．カンファレンスの主要な目的は，情報交換と課題解決でにあるが，成員の感情が吐露されたり，話すことによって浄化作用〔catharsis〕が機能し，情緒的の安定を得るという効果も期待される．患者とその家族，チームの成員，保健医療福祉に関わる公共政策，法の遵守を課する社会との間に起きるディレンマによるストレスにさらされることの多い医療従事者は，できる限り（人的，時間的に）開放された民主的カンファレンスを多く持ち，常に意思の疎通を図ることを心がけておく必要がある．

> 医療スタッフが常に意識することは，患者の回復，自立を目的とした最良の治療をどう提供するかということである．その意味で，広義には共通の目的を本来的に有しているのであるが，個々の患者への対応になると，時として相違する方法や手技を用いることがある．そこで生ずるディレンマは，相互に相違を認め合うといった訓練では克服することはできない．なぜならば，医療チームには，均質性と継続性のある治療が求められるからであり，その文脈において，スタッフ個々の自由な裁量は制限される．時間外の受診を認めるPTと断るPTが同一の医療機関に勤務していれば，その対応をめぐる軋轢は必ず生ずる．それを予防する方法，あるいは起きてしまったジレンマを解決する方法について教授するものである．

5）情報の共有（1患者1カルテ）

情報の一元化

　チーム内のコミュニケーションの妨げになるものに，各職種に特有な用語（ジャーゴン〔jargon〕）の存在があげられる．ジャーゴンはある一定の集団内にしか通用しない言葉であり，それを使うことによって内集団への帰属〔identify〕を確認したり，内集団と外集団を差別化する指標としての意味も有する．医療従事者にはこのジャーゴンが非常に多いことは周知の通りである．

　チーム内における情報は，全員で確認しながら業務を遂行するための重要な要素なので，全員が容易に目にすることのできる方法で明文化される必要がある．「1患者1カルテ（診療録）」方式を情報源としてみたときには，医療機関に勤務するどの職種であっても，その1つの診療録に記録し，他職種の記録を読むことができるという，情報の一元化方式である．チーム内の情報伝達をスムーズにするため，主に患者側からのカルテ開示の希求に応えるためにも，誰が読んでもわかる言葉（日常的な日本語）で，記述されるべきである．専門用語の共通化は困難な命題ではあるが，共通認識を創り上げるためのディスカッションと，形成された共通認識を明文化し，共用する習慣を医療チームは持つように心がけたい．

　最近，クリニカルパス≒チーム医療という論調が目立つが，クリニカルパスは形式的チーム医療の手続きを，根拠〔evidence〕に基づいて再構築したものであって，パスの存在そのものをもって機能的チーム医療であるとは言い難い．使用される言語が完全に共通化されている点は評価できるし，前述の第1型，第2型のチーム医療には，クリニカルパスは不可欠であり，効果的であることについては論を待たないが，第3型のチーム医療の場合には，既存のパスはむしろ自由度の枷になる場合があるのではないかと危惧する．医療機関において，独自のクリティカルパスを作成・導入する過程の，医療

従事者同士のディスカッションにこそ，機能的チーム医療の存在を見いだすべきであろう．クリティカルパスを作成する段階において，チームの成員は専門用語の意味を再認識し，全員の共通理解に基づく医療サービス提供のためのパスウェイ〔pass-way〕を完成させる努力が必要とされる．

> 新卒の医療スタッフに，専門用語の原語や略語の頻用がみられることが多い．自らの学習効果を知らしめる目的や，専門家になった証明として使用する場合もあるのだろうが，ほとんどの場合それらはチーム医療の妨げになる．領域の違いにより，略語の示す意味がまったく異なったり，病名でさえ，ヘルニア〔hernia〕（ラテン）やアンギーナ〔Angina〕（独）のように，音だけでは判別のつかないものもある．また，自らにとって重要な情報は，チームにとっても有用な情報であるという認識の欠如が，「記録の囲い込み」を誘発することも知らなければならない．「誰が，いつ，何を，どのように，何のために」行ったのかは，チームの成員すべての知るところとならなければならない．医療過誤の多くは，情報の流通障害を原因として起きている現状をみても，診療記録は一本化すべきである．学生には，情報の共有の重要性について教授し，卒業後に就職する施設において，情報の一本化の必要性を説けるような知識を伝達したい．

6）患者中心のチーム医療への視座

主体者としての患者の権利

感染症から生活習慣病へと疾病構造の中心が移行したことにより，患者は社会から隔離されることなく，日常生活を営みながら，慢性的に経過する疾患の治療に向かわなければならなくなった．つまり高血圧症，糖尿病，肥満などによって，正常な社会的役割が免除されることはもはや期待できないのである．また，生活習慣病の治療には，医療従事者との協働によって，患者自身による生活習慣の改善という「決然たる行為」が必要とされる．これらは，いわゆる患者の従順さ〔compliance〕という受動的立場を意味するものではなく，自ら積極的に治療計画に参加する主体者の権利として，患者とメディカルスタッフは認識すべきである．

制度化された専門技能の階層制と呼ばれた，医師とコメディカル間の支配一被支配関係という，伝統的形式的チーム医療観では，患者はヒエラルキーの最下段か，その外側に位置し，全てを医療従事者に委ねる存在であると考えられてきた．患者の主体化を目途とした，ニーズ優先アプローチによる機能的チーム医療観への転換により，医療従事者はその時々の患者のニーズに随って離合集散し，目的を明確化し共有することが求められる．

対称性を確保したチーム

コメディカルは，医師の保有する優れた知識，判断力，技術に対して従属せざるを得ないと言われてきたが，各種コメディカルが，医師をはじめ他の

従事者に対して自らの専門領域の理解を促す行動を取らなければ，その状況に変化を期待することはできないし，技能的上位者である医師が下位者に歩み寄らなければ，対称性を有することは不可能である．つまり，対称性を有するチーム医療は，患者のニーズに従って集合した医療従事者が互いの領域を理解したうえで，相互に干渉しながら，共通の目的を明文化して機能合成することによって営まれるのである．患者と医療者の対称性は，医師と医療従事者の対称性の確保による機能的チーム医療によって現実化すると考える．機能的チーム医療の存在が，患者の QOL にいかに関与するか，症例を重ねるとともに，形式的チーム医療のみで対応する医療機関をコントロールして，効果を分析する必要がある．

> わが国の医療機関では，患者との関係において，医療者は「由らしむべし知らしむべからず」という，父権主義的対応をしてきた期間が長く続いた．かつては，患者は治療のすべてを専門家である医療者に委ねて，治癒に向かうための決然たる行為を免除される存在であると考えられてきた．知識量の圧倒的な差を背景として，「素人は口出ししない，させない」という不文律が存在した．しかし，インフォームド・コンセント，カルテ開示，セカンドオピニオンなど，患者の主体性の重要性が認識されるにしたがって，医療の主役である患者を中心とした取り組みが見直され，そのための医療面接などの技法が脚光を浴びている．患者のニーズに焦点をあてて，その充足のために必要な職種を網羅したチームを編成し，患者と家族を中心として民主的に機能することが，真のチーム医療であることを伝える．

7）各種医療職の紹介

　本学保健福祉学部は，国公立医療系学部では唯一のコミュニケーション障害（言語療法）学科を含む，5 学科から構成され，教員はそれぞれ豊富な臨床経験を有している．チーム医療論の講義のうち 6 コマは，各学科のプロパーの教員と医師である教員の 6 名が，それぞれの教育内容，業務内容，特色，連携方法などについて講義を実施している．本書の「Ⅳ．チーム医療の実際」に見る通り，卒前教育，卒後教育の内容を知ることは，互いの日常業務をより深く理解することを促進させる要素となる．

> 実際の医療現場では，大まかな業務内容は知っているものの，「何をしてくれるのか？　何はしてくれないのか？」といった詳細な内容については，お互いに知らないまま過ごしていることが多い．教育内容を知ることで，考え方や行動の拠り所がわかり，業務内容と業務の限界点などをより明確に理解することができる．

8）早期教育の必要性

　機能的チーム医療を推進するためには，医学部，医療系学部・専門学校の学生の段階で，早期の協働体験が必要である．米国の大学で実施されている医学生とコメディカル学生がディスカッションする場と，合同実習の設定は効果的であるが，わが国では組織だって実施している大学はない．可能であれば，専門教育の始まる前，できれば医療に対する固定的な観念が形成される以前，1年生の前期に「アーリー・エクスポージャー〔early exposure〕（早期体験実習）」としてシラバス中に位置づけるべきであると考える．多学科同時に実施しているわけではないが，信州大学医学部医学科においては，新入生全員が夏期休暇を利用して，県内のいくつかの福祉施設の協力を得て，このアーリーエクスポージャーを実施している．医療職を目指して入学する学生の中には，1・2年次のいわゆる基礎教育を不要と考える者も少なくなく，そうした学生は専門教育が開始されるまでモチベーションを維持することが難しい．ところが早期体験を通して入学時のモチベーションは一層高まり，目的も明確化され，以後の学習に好影響を与える．

　患者中心の機能的チーム医療を実践する医療機関はわが国には多くは存在しないが，「日本一患者に優しい」と評判の長野県諏訪中央病院などいくつかの病院では，所在地域をフィールドとする，広範囲のチーム医療を展開している．筆者は本学の1年生の希望者のうち10名程度を引率して夏期休暇中に同病院を訪問することにしている．最初に見学する医療施設は，最高レベルのものであるべきであって，それを彼ら彼女らは医療機関の良否を測る基準とするのである．こうした早期教育の場としての良質の医療機関が，患者の主体化を意識することで増加することを願う．

3 チーム医療論の展開への期待

　医療の民主化と患者の主体化を考えるうえで，チーム医療が不可欠の要素であると気づき，研究と実践を開始してから10年以上が経過した．その間，多くの学生と一緒に医療機関を見学し討論するなかで，教育方法は徐々に具体化されてきた．そして，広島県立保健福祉大学において2000年4月から，念願の「チーム医療論」の開講が実現された．したがって，ここにあげたチーム医療の教育方法は，良質な医療者たらんとする多くの学生たちと一緒に構想し，練り上げてきたものである．信州大学において最初の学習会のメンバーだった医学生らは，すでに医師としてさまざまな場所で臨床経験を積んでいる．これまで一緒に考え，討論し，活動してくれた多くの学生たちに感

謝するとともに，チーム医療論を修め，演習でスキルを身につけた卒業生が，全国の医療機関において，対称性を有する民主的なチーム医療を展開する原動力になってくれることを望む．

文献
1) 細田満和子：医療における患者と諸従事者への視座-「チーム医療」の社会学・序説-．ソシオロゴス，**24**：79-95，2000．
2) Jerome Groopman: *Second Opinions-Stories of Intuition and Choice in the Changing World of Medicinem*. Viking Penguin, NY, 2000.
3) Eliot Freidson ed.: *The Hospital in Modern Society*, Free Press, 1963.
4) 穐山貞登訳：集団と個人．図説現代心理学6 社会心理学，1978．
5) 前沢政次：看護職と介護支援専門員．看護職のための介護保険マニュアル，2000．
6) 鷹野和美：高齢社会における在宅ケア支援システムに関する研究．川崎医療福祉学会誌，**5(1)**：101-108，1995．
7) 砂屋敷　忠・吉川ひろみ・岡本珠代編．医療・保健専門職の倫理テキスト，2000．
8) 鷹野和美：介護保険による訪問調査方法に関する研究．道都大学紀要，**23**，1999．
9) Talcot Parsons : *The Social System*. Free Press. 1951.
10) Eugeia L Sieger, Fay Wwhithey : *Nurse-Physician Coluboration*. Springer Publishing Company, 1994.

おわりに

　わが国の医療は，このままでは需要者である一般市民から見放されてしまうのではないか？　そんな危惧を抱いて，市民サイドに歓迎される医療再生の方向の一方法として，チーム医療を研究してきた．

　僕のチーム医療論の原点は，「日本で一番患者にやさしい病院」と言われる諏訪中央病院（長野県茅野市）における臨床経験にある．同病院は特別に高度な医療を行うわけでも，奇をてらった患者優遇策を採るでもなく，職員が一丸となって，地域住民の保健医療福祉を支える活動を展開している．それが患者にやさしいと評価される所以なのであるが，それは「あたり前のことを実践できている病院がいかに少ないか」ということの裏返しでもある．

　医療は本来患者のものであると言われる．あたり前のことで，まさか異論はないと思うが，理解することと実践することの間には，はるかな距離と時間が横たわっていて，多くの人々は，それを乗り越える労力を惜しんでしまう．それを一点突破する方策，それこそがチーム医療の再生に他ならないと考える．さしたる時間も労力も費用も要さず，患者本位の医療サービスの提供を，すべての職員が生き生きと実践できる環境の創出，本書はそのガイドブックとなり得ると期待している．

　医療の伝統的ヒエラルキーが色濃く残るわが国において，ある意味では本書の出版は挑戦的なものであるが，快く執筆を引き受けてくださった諸先生方と，企画段階からさまざまな有意なアイデアを提供し，辛抱強く支援してくださった，医歯薬出版の担当者に感謝します．

　　　　　　　　　　　　　　　　　晩秋の瀬戸内の島なみを眺めながら
　　　　　　　　　　　　　　　　　　　　　　　編者　鷹野和美

索　引

＜ア＞
アーリー・エクスポージャー　105
アクティビティケア　100

＜イ＞
イベントモデル　32
イマニュエル・カント　26
インフォームド・コンセント　26,31,67,85
1患者1カルテ　64,79,102
医療の高度化　3
医療の合理化　3
医療関係職種の誕生　3
医療事故　63
医療者のインタビュースタイル　18
医療情報　63
医療倫理　25
隠語　9

＜オ＞
オーダリングシステム　65
オーディット　67
お風呂に入れちゃう運動　75

＜カ＞
カルテの電子化　66
下位者の攻撃性　96
加法的な相互依存　11
介護支援専門員　59
介護保険制度　59
介護老人保健施設　61
外集団　95
看護師の教育課程　39
看護職の倫理綱領　28
患者の参加　11
患者の必要　5
患者の要求　5
患者会　8
患者志向　4
患者中心の協働的なチーム　13

＜キ＞
基礎データ　67
機能的チーム　99
機能的チーム医療　101
共同体チーム　99
協調関係　101
協働　6,37
　　──を阻害する社会的要因　22
協働志向　5
協働的なチーム　11

＜ケ＞
ケアマネジャー　59
健康相談室　74
現代医療倫理　26

＜コ＞
コーディネーター　28
コミュニケーション　8,63
コメディカル　59
個人情報　31
互恵的相互依存　13
高度救命救急医療　60
国家資格　3

＜サ＞
サービス優先アプローチ　93
在宅医療　59

＜シ＞
ジャーゴン　9,102
指揮命令型チーム　99
自己決定権の尊重　26
自己実現　26
自律（自己決定権）　26
社会的弱者　27
社会的入院　70
手段存在　26
集団の生産性　97
集団過程の損失　97
集団的行為の意思決定　101
集中的な相互依存　13
上位者の保守性　96
上層の情報　8
情報　8
　　──の共有　64,79
情報開示　67
情報伝達と共有化　15
職種間の相互理解　21,37
職種構成志向　4
診療記録　64
人格の尊厳　26

＜セ＞
セカンドオピニオン　84
セルフ・ヘルプ・グループ　8
成員間のコミュニケーション　28
説明基準　32
専門医指向　68
専門技能のヒエラルキー　93
専門技能の階層制　96
専門職の協働　42

専門職の倫理綱領と倫理原理　34
専門性志向　4

＜ソ＞
相互参加　14
総合診療方式　67
卒後継続教育　34

＜チ＞
チームアプローチ　68
チームの形態別分類　11
チームの構成員　11
チームの中での役割　14
チーム医療　1,8,25
　　──からの利益　16
　　──の4つの要素　4,5
　　──の可能性　80
　　──の起源　2
　　──の欠点　15
　　──の多様性　7
　　──の理想型　7
　　──の倫理的効用　28
　　──の論理　1,7
チーム医療論　94
チーム成員間のコミュニケーション　31
チーム体制で配慮すべき点　29
チーム内の調整　20
チーム内の調整役　15
地域医療におけるチーム医療　58
知識　8
知識に基づいた仕事　8

＜テ＞
ディレンマ　7

＜ト＞
討議倫理　31

＜ナ＞
内集団　95

＜ニ＞
ニーズ優先アプローチ　93,103
ニュールンベルク綱領　32

＜ハ＞
パターナリズム　38
場面情報　8
話しやすい環境整備　15

<ヒ>
ピア・カウンセリング　8
非言語的な態度　19

<フ>
フィールドワーク　1, 10
フォーマルとインフォーマルなコミュニケーションのネットワーク　21
プライバシー　31
プロセスモデル　32
プロブレム・リスト　66

<ヘ>
ヘルスケアの提供者　14

<ホ>
ボランティア　6, 78

<メ>
メンバーシップ　98

<モ>
目的存在　26
問題リスト　67

<ヤ>
役割理論　98

<リ>
リーダー　28
リーダーシップ　98
療養型病床群　60
倫理ディレンマ　34
連続的相互依存　12

<A~Z>
CW（case worker）　61
demands　5
discharge coordinate　62
IC 法原則　32
in-group　95
informed consent　31
MSW（medical social worker）　61
needs　5
out-group　95
POMR（問題志向型診療記録）　64, 66
PONR：problem-oriented nursing record　66
QOL（quality of life）　62, 100
SOAP：subjective objective assessment plan　9